Jeanne Meijs
Der richtige Moment

Jeanne Meijs

Der richtige Moment?

Kinderwunsch und Lebensplanung

Urachhaus

Aus dem Niederländischen von Marie Nieuwenhuijs

Die niederländische Originalausgabe erschien
unter dem Titel *Kinderwens*
2008 bei Uitgeverij Christofoor in Zeist

ISBN 3-8251-7652-5

Erschienen 2009 im Verlag Urachhaus
www.urachhaus.com

© 2009 Verlag Freies Geistesleben & Urachhaus GmbH, Stuttgart
© 2008 Uitgeverij Christofoor, Zeist, Niederlande
Umschlagmotiv: © plainpicture/Paolo
Gesamtherstellung: DZA Druckerei zu Altenburg GmbH, Altenburg

Inhalt

Vorwort 7

Zwei oder mehr? 9
Engel? 33
Lebensstil 38
Fehlgeburten einordnen 57
Die Verbindung zwischen ungeborenen Kindern
  und Großeltern 67
Künstliche Befruchtung 75
Ist man erst eine richtige Frau, wenn man Kinder hat? 91
Ist man erst ein echter Mann, wenn man Kinder zeugt? 99
Der richtige Name 108
Eltern und Schwiegereltern 113
Mit wie viel Kindern ist die Familie vollständig? 117
Vom Kinderwunsch zum Kinderwillen 124

Literaturhinweise 127

Vorwort

> Hätten wir unsere Kinder ausgesucht,
> wenn wir die Wahl gehabt hätten?

Im Jahr 2006 schrieb ich das Buch *Liebe und Sexualität im Kindes- und Jugendalter*. Darauf folgten viele Vorträge und Gespräche, und es wurde deutlich, dass im Allgemeinen die Einsichten und Erkenntnisse im Umkreis des Themas »Kinderkriegen – ja oder nein?« durch eigene Erfahrungen zustande kommen. Das bedeutet, dass die Erkenntnisse erst zu einem Zeitpunkt verfügbar sind, wenn die eigentlichen Entscheidungen längst getroffen worden sind. Jedes Mal traf es mich tief, wenn ein Mann oder eine Frau seufzend sagte: »Hätte ich das nur früher gewusst!«

Darum beschloss ich, ein Buch für die Generationen zu schreiben, die nach mir kommen. In unserer sehr verstandesbetonten Kultur verfügen junge Menschen häufig lediglich über ein Wissen materieller und äußerlich-wissenschaftlicher Natur. Auf dessen Basis müssen sie ein Verhältnis zu dem neuen Leben suchen, das zu ihnen kommt – oder aber ausbleibt.

Es ist mein Wunsch und mein Anliegen, im Folgenden ehrliche und sachliche Informationen zu vermitteln, um junge Menschen bei allen Freuden und Leiden zu unterstützen, die mit dem Bekommen oder Nicht-Bekommen von Kindern zusammenhängen, damit zwischen der Welt der Ungeborenen und unserer Welt Wärme, Weisheit und ein Gefühl der Verbundenheit walten kann.

Viel verdanke ich den Menschen, die mir ihre häufig sehr intimen Erfahrungen auf diesem Gebiet anvertrauten und ihre Zustimmung gaben, sie in dieses Buch aufzunehmen. Auch die Kinder selbst werden sichtbar, unter anderem aus den Bildern der therapeutischen Praxis meiner Kollegen. Mein Dank gilt deswegen allen, die zu diesem Buch beisteuerten, und meinem Partner Henk, der wie immer mit mir diesen

Text durchgearbeitet hat; ferner danke ich Sietske, meinen treuen Lesern und Zuhörern sowie all den Menschen, die den Text gelesen und mir ihre konstruktive Kritik übermittelt haben.

Mit einem fröhlichen Augenzwinkern in Richtung aller ungeborenen Kinder, die auf Licht in unser aller Häupter und Herzen hoffen.

Jeanne Meijs, Breda, 11. Juni 2008

Zwei oder mehr?

Sie sind glücklich miteinander. Sie lieben sich. Und dann beginnt es zu kribbeln. »Sollen wir nicht schwanger werden?« Einfach so, es ist doch wunderbar, ein Kind von Ihrem Partner zu bekommen! Wird diese Idee bei beiden geboren, scheint alles eitel Sonnenschein zu sein. »Wir tun unser Bestes, um schwanger zu werden«, hört man dann oft.

Auf der anderen Seite kann es auch so sein, dass zuerst sehr viel geredet wird, bevor die definitive Entscheidung getroffen werden kann. Sind die Umstände eigentlich ideal? Sind die richtige Wohnung, der richtige Job vorhanden, will man vielleicht zuerst noch eine große Reise unternehmen, und wird eigentlich genügend Geld verdient, um alles zu finanzieren, was ein Baby an Kosten so mit sich bringt? An sich sehr verständliche Überlegungen ...

Wenn solche Gespräche geführt wurden und alle Fragen positiv beantwortet sind, fällt die Entscheidung zugunsten des Empfangs eines neuen Erdenbürgers.

Wenn eitel Sonnenschein in ausreichender Form vorhanden ist, folgt eine ›erwünschte‹ Schwangerschaft. Auch wenn es in der jeweiligen persönlichen Situation sehr viele Variationen geben mag, so ist das Geschilderte doch im Allgemeinen das Bild, das wir in Bezug auf die Entstehung der weitaus meisten Schwangerschaften haben.

In Wirklichkeit lässt sich die Frage, wie wir mit unserem Kinderwunsch umgehen, bei Weitem nicht so einfach beantworten. Es gibt bei allen Fragen im Umkreis der Schwangerschaft so viel ›Ungeborenes‹, dass die Entscheidung über die Ankunft eines Babys nur vordergründig so einfach aussieht.

Kinderwunsch

Ein Kinderwunsch ist eine im Herzen lebende Sehnsucht. Diese Sehnsucht, dieses starke Verlangen kann über längere oder kürzere Zeit unterdrückt werden, es kann geleugnet oder mit Verstandesargumenten entkräftet werden. Es kann auch sein, dass der Kinderwunsch vom Partner nicht geteilt wird. Vielleicht ist der Wunsch nur in einem der beiden Herzen angekommen oder nur einer der Beteiligten lässt sein Herz sprechen.

Manchmal tritt eine intensive Sehnsucht nach einem Kind auf, während noch gar kein Partner in Sicht ist oder wenn der Partner sich bereits verabschiedet hat. Manchmal spielt auch Unfruchtbarkeit bei einem, möglicherweise auch beiden Partnern eine Rolle. Dies alles macht die Sache nicht einfacher.

Seit es für jeden Menschen möglich ist, Sexualität und Schwangerschaft voneinander zu trennen, müssen wir uns bewusst entscheiden, ob wir ein Kind wollen oder nicht. Natürlich gibt es Ausnahmen, aber weil meistens Verhütungsmittel verwendet werden, wenn keine Schwangerschaft gewollt wird, muss man diese auch bewusst absetzen, wenn man möchte, dass es zu einer Schwangerschaft kommt.

Überall, wo Entscheidungen getroffen werden müssen, entstehen auch viele Zweifel: Sollen wir uns Kinder zulegen oder nicht? Eins, zwei, drei oder gar noch mehr?

»Besser gar nicht damit anfangen«, sagen manche, »die Welt ist bereits überbevölkert, die Energiequellen werden erschöpft sein, bevor unsere Kinder erwachsen sind.«

»Kinder lassen sich schlecht mit der Karriere kombinieren«, sagt der andere.

Zugleich gibt es Stimmen, die auf die biologische Uhr hinweisen, die unaufhaltsam tickt: »Bald bist du zu alt zum Kinderkriegen!«

Und währenddessen erzählen möglicherweise Freunde und Eltern obendrein noch, was Ihnen fehlen wird, wenn Sie keine Kinder haben.

Es ist nicht einfach, all diese Gedanken und Geschichten im Kopf und im Herzen ihre Wirkung entfalten zu lassen, auf eine Weise, die schließlich zu einer menschenwürdigen Entscheidung führt. Und dann muss Ihr Partner auch noch mit Ihnen einig sein ...

Wer ist bei der Entscheidung für ein Kind beteiligt?

An der Entscheidung für ein Kind sind die Frau und der Mann beteiligt, die Ei- und Samenzelle zusammenbringen – jedenfalls sagt dies das Biologiebuch. Nach romantischer Auffassung sind die Beteiligten Liebende, die durch ihre Verbindung nach den Sternen am Himmel greifen. Doch manchmal ist dies nicht der Fall. Die Beziehung ist häufig schon gefestigt und reif, bevor der Wunsch auftritt, schwanger zu werden, und zumeist ist die Sache mit den Sternen bis dahin auch etwas abgekühlt. In dem Fall, dass eine Schwangerschaft nicht auf natürliche Weise entsteht, sind manchmal auch ein Arzt und ein Spender einer Ei- oder Samenzelle in die Entscheidung für ein Kind einbezogen. Wenn es sich um eine schwangere Jugendliche handelt, kann es sein, dass der künftige Vater verschwunden ist; dann spielen häufig die Eltern des schwangeren Mädchens eine entscheidende Rolle beim Entscheidungsprozess.

Doch der wichtigste Beteiligte neben dem Mann und der Frau ist das ungeborene Kind. Wir sind keineswegs allein, wenn in unseren Herzen ein Kinderwunsch auflebt! Ein echter Kinderwunsch, der sich zu einer tiefen Sehnsucht nach einem Kind auswachsen kann, ist in Wirklichkeit eine Frage, die vom Kind an uns gestellt wird; eine Frage der dritten Hauptperson in dem Ganzen: dem ungeborenen Kind.

Wenn wir schwanger werden, sind wir von Anfang an schwanger mit einem *Menschen*kind. Nicht mit einem Fötus oder einem Zellklumpen oder einer reinen Veränderung in den Körperprozessen, aus der nach neun Monaten plötzlich ein Kind entstehen wird. Nicht ohne Grund sprach man früher davon, dass die Schwangere »ein Kind unter dem Herzen trägt«. Eine Befruchtung bedeutet den Beginn eines neuen Lebens. Viele Frauen, die nach einer kurzen, nur einige Wochen andauernden Schwangerschaft eine Fehlgeburt erlebt haben, empfinden das. Sie sind häufig traurig und verstört. Ihre Umgebung sieht dies meistens so, dass sie eben aufgrund der Enttäuschung, dass sie nun kein Kind bekommen werden, ›durcheinander sind‹. In Wirklichkeit erfahren viele Frauen, dass sie durch die Fehlgeburt ein Kind *verloren* haben. Die Ursache des Schmerzes, den die Mutter (und häufig auch der Vater) erlebt, liegt nicht nur in der Enttäuschung darüber, dass das gewünschte Baby nicht kommen wird, sondern auch in der Verarbeitung der realen Tatsache, dass *das Baby bereits da war* und sich wieder verabbschiedet hat. Es ist daher viel gesünder, sich auszuweinen und bewusst Abschied zu nehmen, um dann wieder weiterzugehen, als auf die Statistiken zu blicken, die uns einreden, dass es sich hier um ein »ganz normales Risiko« handelt, an dem nichts Ungewöhnliches ist. Das hilft den Betroffenen nicht, schließlich ist das statistische Risiko, im Straßenverkehr ums Leben zu kommen, nicht weniger real – aber bedeutet dies, dass wir emotionslos reagieren, wenn ein geliebter Mensch durch einen Verkehrsunfall aus dem Leben gerissen wird?

Wenn Schwangersein also heißt, dass man von Anfang an ein Kind unter dem Herzen trägt, dann ist dieses ungeborene Kind, wenn es um die Entscheidung für das Schwangerwerden geht, auch eine unmittelbar beteiligte ›Interessenpartei‹. Und Interessenparteien verleihen wir im Allgemeinen, wenn irgend möglich, eine Stimme im Entscheidungsprozess.

Natürlich kann es sein, dass wir der Ansicht sind, ein Kind sei lediglich eine zusammengewachsene Menge von Zellen, die sich auf der Basis der Vererbung sinnvoll zu einem Menschen gruppieren. Dann gibt es keinen Raum für die Vorstellung, dass ein Kind bereits existiert, noch bevor man von einem lebensfähigen Körper sprechen kann.

Gehen wir aber davon aus, dass wir selbst zwar einen Körper *haben*, dass wir aber ein Mensch *sind*, der diesen Körper nur bewohnt und benutzt, dann liegt die Sache anders. Dann handelt es sich bei einem ungeborenen Kind in Wirklichkeit um einen *Menschen*, einen Menschen wie du und ich. Ein Mensch, der in einem Körper wohnen wird. Vor der Schwangerschaft ist dieser Mensch noch ganz ohne Körper und vor der Geburt noch ohne einen unabhängigen Körper. Einen Körper zu haben, bedeutet aber nicht, dass man selbst dieser Körper *ist*. Vor der Schwangerschaft und nach dem Tod hat ein Mensch keinen Körper.

Wenn ein Mensch noch ohne Körper ist und als Mensch auf dieser Erde geboren werden möchte, so bedeutet das, dass er einen *Geburtswunsch* hat und ungeborene Kinder ihre Geburt herbeiwünschen. Somit also auch die Schwangerschaft und damit die Befruchtung und also auch die Eltern, die sich miteinender vereinigen. Es ist undenkbar, dass die Sehnsucht eines Kindes, geboren zu werden, in den Entscheidungsprozessen der Eltern keine Rolle spielt; es ist nur logisch und selbstverständlich, dass es ihnen sogar hilft, sich zu finden und lieb zu gewinnen, auch wenn Mann und Frau sich meistens dessen gar nicht bewusst sind. Es ist gut möglich, dass die Sehnsucht der Eltern ein Kind gewissermaßen ›herbeiruft‹. Und es ist gewiss auch so, dass die Sehnsucht eines Kindes die Sehnsucht der Eltern hervorruft.

Es ist für uns selbstverständlich, zu denken, dass wir autarke und selbstständige Wesen sind. Zum Teil ist dies tatsächlich so, aber eben nur zum Teil. Es strömt sehr vieles auf unseren Körper, in unsere Gefühle und in unsere Gedanken ein, ohne dass wir uns bewusst selbst dafür entschieden haben. Was wir danach damit anfangen, ist etwas, wo wiederum (Selbst-)Bewusstsein eingesetzt werden muss. Unter diesem Gesichtspunkt können wir ohne Weiteres davon ausgehen, dass in vielen Herzen ein Kinderwunsch lebt, der eigentlich eine Antwort auf den sehnsüchtigen Willen eines ungeborenen Kindes darstellt. Manches Mal erweckt dieser Kinderwille den Kinderwunsch der Eltern, der daraufhin die Möglichkeiten anbahnt, eine Schwangerschaft einzuleiten.

Es gibt viele Berichte von Menschen, die eine Erinnerung an die Begegnung mit dem Kinderwillen ihres künftigen Kindes haben. Der eine träumt immer wieder von einem Kind, der andere hat einen hellsichtigen Augenblick und sieht sein künftiges Kind vor sich. Wieder ein anderer begreift plötzlich: Da gibt es ja ein Kind, das zu uns kommen will! Vor allem Kinder sind noch besonders offen für solche Phänomene. Sie malen häufig ihr neues Geschwisterchen, noch bevor die Eltern davon wissen, ja noch bevor diese den Wunsch nach einem weiteren Baby verspüren. Manchmal stellen sie plötzlich einen zusätzlichen Teller auf den Tisch und spielen mit Fantasiefreunden und -freundinnen, bis der Neuankömmling tatsächlich geboren ist. Danach sind sie dann häufig verblüfft darüber, dass das Baby nach seiner Geburt noch gar nicht sofort in der Lage ist, mit ihnen zu spielen.

Eine Mutter berichtete einmal, dass ihr jüngster Sohn, als sie mit ihrem fünften Kind schwanger war, im Frühling über ein neues Baby, ein Mädchen, zu sprechen begann. Ihr Sohn war sich absolut sicher, dass diese Schwester an seinem eigenen Geburtstag geboren werden würde. Der Junge hatte im August Geburtstag, während das neue Baby im September erwartet wurde. Seine Mutter korrigierte ihn also immer wieder, um spätere Enttäuschungen zu verhindern: Das neue Kindchen könne doch auch ein Brüderchen werden; ferner erzählte sie ihm, dass das Kind erst nach seinem Geburtstag geboren werden würde. Doch tatsächlich wurde das neue Baby genau an seinem Geburtstag geboren, und es war tatsächlich ein Mädchen! Auf wundersame Weise wusste der Junge mehr über das neue Leben als die Hebamme und die Eltern. Im Frühling, nach drei bis vier Monaten Schwangerschaft, hatte sich das Bild des neuen Babys offenbar in seine Innenwelt einverwoben.

Doch es sei nochmals betont: Auch viele Erwachsene haben Wahrnehmungen, in welchen das ungeborene Kind sichtbar, hörbar oder spürbar wird. Dann nimmt die Entscheidung zugunsten eines Kindes viel eher einen persönlichen Charakter an. Denn dann ist es überdeutlich, dass ein drittes Wesen bei der Entscheidung mitspricht und auch tatsächlich anwesend ist.

Geboren zu werden bei den Eltern, die zu ihm gehören, in dem Körper, der zu ihm gehört, und zu dem Zeitpunkt, der zu ihm gehört – das ist ein dreifaches Bedürfnis jedes ungeborenen Kindes. Bei mancher erfüllenden Begegnung und Verliebtheit sind Ungeborene im Spiel; sie werden mit Wärme angezogen durch die Möglichkeit zur Geburt, die sich dadurch abzeichnet. Dabei sind die Sehnsüchte des Kindes nicht dieselben wie die der Eltern. Da er nicht in einer materiellen Welt lebt, werden die materiellen Vorbedingungen der Eltern wie Finanzen, Wohnung und Ausstattung nicht die Motive eines ungeborenen Menschen darstellen; diese sind von ganz anderer Art, wie wir bereits sahen. Das Aufeinander-Zuwachsen von Menschen und deren Beziehung als ein Nährboden für die Sehnsucht nach Geburt wird von einem Ungeborenen mit Sicherheit miterlebt werden. Auf diese Weise leben die kommenden Kinder häufig bereits lange, sehr lange Zeit mit ihren künftigen Eltern zusammen.

Eine Mutter berichtet offen über ihre Erfahrung mit ihrem jüngsten Kind, in welchem sie ein Kind erkannte, das in einer früheren Beziehung nicht geboren werden konnte. Durch diese Erkenntnis konnte sie ihrem Kind den Trost und die Sicherheit bieten, derer es bedurfte, um sich in seinem neuen Leben sicher und zu Hause zu fühlen.

»Es ist nun ungefähr fünfundzwanzig Jahre her, doch die Erinnerung daran ist noch immer nicht verblasst. Ich war jung, suchend, und ich hatte gerade eine schwierige Zeit hinter mir, weil ich den Tod meines Vaters verarbeiten musste. Ich suchte noch nach Antworten auf Lebensfragen und fühlte mich nicht wirklich wohl in meiner Haut.
Ich stand damals so im Leben, dass ich meine Grenzen austestete. In dieser Zeit ging ich eine Beziehung ein. In meiner damaligen Verfassung ging ich ziemlich nonchalant mit mir um. Ich überschritt eine Grenze und wurde schwanger. Das Eigenartige war, dass ich es sofort wusste. Und hinzu kam auch sofort das Bewusstsein: Das geht nicht! Nicht in dieser Situation.
Obwohl wir beide die Verantwortung dafür trugen, empfand ich das Ganze doch mehr als Folge meiner Unvorsichtigkeit. Zusammen kamen wir zu der Entscheidung, dass das Kind noch nicht ›in unser

Leben passte‹, um es einmal populär auszudrücken. Ich würde es wegmachen lassen.

Das Wartezimmer in der Klinik war so ein Ort, wie man ihn nie vergisst: Ich war sehr früh gekommen, zu früh. Ich musste noch zwei Wochen warten, sonst bestand die Gefahr, dass die Mediziner den winzig kleinen Embryo beim Eingriff verfehlen würden.

Als ich wieder in meiner Studentenbude war, ging es mir so: Ich war mir dieses Kindes so stark bewusst, dass ich wie von selbst mit ihm zu sprechen begann. Ich erzählte von meiner Situation, dass es einfach nicht ging und dass es mir so leid täte. Ich heulte und lachte mit ihr ... Sie machte mich so froh, weil sie mich spüren ließ, dass ich schwanger werden konnte.

Ich schämte mich gegenüber meiner Umgebung, dass mir dies zugestoßen war, also schwieg ich. Tief in mir trug ich ein Geheimnis mit mir herum. Zwei Wochen später war es so weit.

In dieser frühen Phase spricht man von einer Ausschabung. Ich durfte die kleine Frucht sehen, sie war kleiner als der Nagel meines kleinen Fingers. Aber ich wusste etwas, was die Ärzte nicht wussten: Es war viel mehr als nur ein Stück Gewebe. Ich war meinem Kind schon längst begegnet.

Als ich wieder zu Hause war, fühlte ich mich verwirrt und müde und war sehr traurig. Mein Freund fuhr mit seinen Kumpeln in den Skiurlaub. Und ich war allein zu Hause. Meine beste Freundin war die einzige Person, die ich irgendwann ins Vertrauen gezogen habe, doch auch sie konnte mich nicht trösten.

Ich musste da durch, also fasste ich einen resoluten Entschluss. Die Sache war vorbei, es war passiert, ich durfte nun nicht länger trauern. Ich unterbaute meinen Entschluss mit Vernunftgründen, und das war's dann.

Aus dieser Gemütsverfassung heraus konnte ich in einem bestimmten Augenblick die Sache vorsichtig meiner Umgebung mitteilen und durfte mit Verständnis rechnen. Es wird etwa anderthalb bis zwei Jahre danach gewesen sein, als ich den Vorfall jemandem erzählte, den ich eigentlich nicht einmal besonders gut kannte. Ich weiß nicht mehr, wie es kam, dass wir dieses Thema berührten, aber ich weiß noch gut, dass ich plötzlich heftig weinen musste. Ich verstand gar nicht warum, ich dachte doch, dass ich alles längst verarbeitet hätte.

Das Leben ging weiter und ich lernte einen besonders lieben Mann kennen. Wir heirateten und wollten unbedingt Kinder haben. Sie kamen auch, zuerst ein Junge, dann ein Mädchen. Wir waren überglücklich. Mein Mann fand die Familiengröße eigentlich jetzt gut so, doch in mir blieb weiterhin der Wunsch nach einem weiteren Kind lebendig. Wir ließen das Schicksal entscheiden. Und schon rasch meldete sich ein Kind an. Eine gut verlaufende Schwangerschaft folgte. Ich hatte mit den vorhandenen zwei kleinen Kindern alle Hände voll zu tun. Meine Mutter wohnte weit weg und kam nur ab und zu zu Besuch.

Eines Tages, es war zu Beginn des Frühjahrs, hatte sie sich dennoch angemeldet, und diesmal nahm sie den Zug, was sie normalerweise nie tat. Als ich sie nach einigen Tagen zum Bahnhof brachte, hatte ich eine seltsame Begegnung. Ich ging über die Straße, hochschwanger mit unserem dritten Kind, die anderen beiden an den Händen. Plötzlich sah ich dort meinen früheren Freund, es war wie eine Art Flashback. Er lief an mir vorbei, ich grüßte ihn, doch er hörte und sah mich nicht. Er war mit seiner alten Freundesgruppe zusammen, sie fuhren wieder in den Skiurlaub. Meine Mutter hatte sie ebenfalls gesehen, sonst hätte ich fast an meiner Wahrnehmung gezweifelt.

Im Frühjahr wurde dann unsere Tochter geboren, die erste natürliche Geburt, ein Prachtkind. Sie war ein liebes, zufriedenes Baby. Als sie etwa drei Jahre alt war, wurde sie nachts ab und zu wach und weinte sehr intensiv. Wenn ich dann zu ihr ging, war es schwierig, sie zu erreichen, sie ließ sich kaum trösten; und irgendwann nahm ich meine Zuflucht zu einem kalten Waschlappen, um sie richtig wach zu bekommen, damit sie sich beruhigen konnte. Ich fühlte mich dabei ziemlich unwohl, ja fast machtlos, weil ich ihr nicht helfen konnte.

Eines Nachts, als sie wieder einmal so heftig weinend dalag, ging ich zu ihr, nahm sie in meine Arme und spürte meine eigene Ohnmacht. Ihr Körper war ganz straff angespannt und sie schien weit weg zu sein. Plötzlich, wie aus dem Nichts, hörte ich mich selbst folgende Worte zu ihr sprechen: ›Liebes Kind, ich schicke dich nicht mehr zurück! Du darfst immer hier bei uns bleiben.‹ Da spürte ich, wie sich ihr Körper entspannte, sie schluchzte noch ein paar Mal und wurde dann ganz ruhig.

Jetzt war ich diejenige, die in Tränen ausbrach; plötzlich machte ich mir klar, was ich da gesagt hatte, und wie im Zeitraffer zogen alle Bilder an meinem inneren Auge vorbei. Ich fühlte mich so dankbar, dass irgendetwas in mir mir diese Worte eingegeben hatte. Es war eine ganz außergewöhnliche Erfahrung, ich fühlte mich sehr getragen, sehr dankbar, dass mir diese Erkenntnis geschenkt worden war.

Rückblickend kann ich heute sagen, dass es zugleich der Augenblick war, in dem ich mir der Existenz einer nicht sichtbaren Wirklichkeit bewusst wurde. Immer stärker wurde mir klar, dass ich, neben meinen Erfahrungen in der äußeren Welt, meine Aufmerksamkeit auch einer ›inneren Stimme‹ schenken konnte. In der Stille, hinter den Worten und den äußeren Erscheinungsformen, liegt ein anderer Quell. Ein Quell, in dem sich noch sehr vieles entdecken lässt.

Heute, wo ich meine Geschichte niederschreibe, wird sichtbar, wieviel Einfluss dieses Ereignis damals auf mein Leben gehabt hat. Es hat lang gedauert, bis ich es in mein Leben integrieren konnte, der Schmerz saß zu tief. Zum Glück habe ich, mit diesem Schmerz als ›Richtschnur‹, einen neuen Quell gefunden …«

Frei oder besetzt?

Die Vorstellung, dass wir mit unseren ungeborenen Kindern zusammenleben, erscheint vielen genauso fremd wie die Vorstellung, dass wir eine Verbindung mit verstorbenen Freunden und Familienangehörigen haben. Sterben und Begrabenwerden bedeutet für viele, dass wir den Menschen zugleich mit seinem Körper begraben oder verbrennen. Aber auch über dieses Thema wissen viele Menschen noch ganz anderes zu berichten. Sie leben in einer tiefen Verbundenheit mit einem verstorbenen Partner, einem Elternteil oder einem verstorbenen Kind. Man kann so etwas natürlich mit Schlagwörtern wie Selbstsuggestion, Abgehobenheit, Trostbedürfnis oder unverarbeitetem Verlust abtun. Doch in Wirklichkeit handelt es sich um eine Realität, die zwar nicht mittels der Normen wissenschaftlicher Forschung beweisbar ist, die jedoch eine so eindeutige Lebenswirklichkeit darstellt, dass sie sich gar nicht leugnen lässt. Lebende und Verstorbene können zusammenleben, und beide Seiten sehnen sich auch danach. Ungeborene und ihre künftigen Eltern – ja sogar Großeltern – können ebenfalls zusammenleben und innerlich in ein Gespräch miteinander eintreten.

Wenn Sie sich mit Fragen in Bezug auf einen Kinderwunsch tragen, sprechen Sie mit Ihrem Freund / Ihrer Freundin, Mann oder Frau darüber. Wie erlebt es der andere? Wenn Sie sich dann auch gemeinsam fragen, wie sich das für ein Kind anfühlt, wenn es von Ihnen beiden oder einem von Ihnen ins Leben eingeladen wird, so sprechen Sie den dritten Beteiligten an.

Am Anfang, wenn Sie so etwas tun, werden Sie vielleicht die Neigung verspüren, die Antwort selbst zu formulieren. Sie überlegen sich vielleicht, dass ein Kind es sicher ebenfalls schön findet, zu Ihnen zu kommen, denn Sie lieben einander, die Situation lässt es zu … Oder Sie machen sich just das Gegenteil klar: Welches Kind will denn jetzt in dieser Situation hier bei uns geboren werden?

Die Kunst besteht darin, die eigenen Antworten ruhen zu lassen und nicht zu erwarten, dass die Antworten des Kindes auf dieselbe Weise hörbar oder sichtbar werden. Die Sache funktioniert zumeist nicht wie eine direkte Telefonverbindung, durch die Sie einander hören können, es ist, um im Bild zu bleiben, mehr so, als verschickten Sie eine SMS. Aber dies tun Sie direkt aus Ihrem Herzen, denn wenn Sie sich innerlich aus Ihrem eigenen Herzen heraus an Ihr eigenes Kind wenden, selbst wenn es noch ungeboren ist, *dann wird es Sie immer hören.*

Das ist auch später noch so, wenn Sie einmal ein Baby haben, das schläft oder das Sie noch nicht verstehen kann. Die Kinder hören Sie immer, wenn Sie sie tief aus Ihrem Inneren heraus ansprechen. Diese Kunst lernen viele Mütter tatsächlich von ihnen, was sich daran zeigt, dass sie häufig untrüglich wissen, ob zu Hause beim Babysitter irgendeine Schwierigkeit auftritt, wenn sie weg sind, oder was das Heulen ihres Babys genau bedeutet.

Auch während der Schwangerschaft reagieren Kinder bereits intensiv auf die Worte und Gefühle, die die Eltern ihrem Kind zuwenden. Häufig berichten Eltern, dass das Kind sich während des Besuches bei einer bestimmten Hebamme oder einem Gynäkologen ganz anders bemerkbar macht. Ist dieser gestresst oder ängstlich und irritiert dies die Mutter, dann kann man bemerken, dass das Kind sich plötzlich nicht mehr bewegt oder aber besonders unruhig ist. Offenbar kommen auch die ›unerwünschten SMS‹ in der Gebärmutter an.

Der Wartestand

Wenn Sie die Empfindung haben, dass ein Kind kommen möchte, doch Sie haben gleichzeitig das Gefühl, dass es noch eine kürzere oder längere Zeit warten muss, weil Sie noch nicht bereit dafür sind, so sagen Sie ihm das einfach. Seien Sie einen Moment lang still, ganz still und andächtig, und erzählen Sie es Ihrem ungeborenen Kind. Fragen Sie Ihr Kind, ob es noch warten will und warum, erzählen Sie ihm in intensiver Aufrichtigkeit, was Sie fühlen und denken, als sähen Sie das Kind vor sich. Dann machen Sie unter Umständen die Erfahrung, dass sich etwas ändert. Vielleicht zeigen sich Ihnen die Lösungen für ganz konkrete Probleme, wie zum Beispiel für die Wohnungsfrage oder Ihren Geldmangel. Oder Sie finden plötzlich in sich den Mut, eine Entscheidung zu treffen, einen Mut, den Sie zuvor nicht aufbringen konnten. Vielleicht geht Ihnen plötzlich auf, auf welche Weise Sie über diese Fragen mit ihrem Partner sprechen können. Es kann sein, dass plötzlich alle möglichen Schuldgefühle von Ihnen abfallen. Oder Sie finden Trost in Bezug darauf, dass Sie schon länger so sehr darauf warten und dennoch kein Kind zu Ihnen kommt. In all diesen stillen Wirkungen spricht die Welt der Ungeborenen zu Ihnen. Diese Welt und damit Ihr ungeborenes Kind kann Ihnen so nahe kommen, wie Sie es zulassen.

Wer diese Vorstellungen unheimlich und beängstigend findet, stellt sich weiterhin taub. Dann kommt es nicht zu einem Gespräch, dann haben wir immer einen Besetztton in der Leitung. Das Ungeborene erfährt nur eine tödliche Stille, die ihm aus dem Land der Lebenden entgegenkommt.

Im Folgenden möchte ich einige Beispiele aus der Praxis der aktiven Bildtherapie erläutern (siehe auch die Literaturhinweise hinten im Buch).

Die Bilder auf den folgenden Seiten wurden von zwei Mädchen, die sieben bzw. dreizehn Jahre alt waren, angefertigt, die bei einer Kollegin von mir in Therapie waren. Diese Kinder wurden gebeten, ein »biografisches Bild« zu malen. Der Auftrag lautete: »Male einmal einen Vater- und einen Mutterbaum und einen Samen, der in den Boden fällt und heranwächst. Zeichne, wie das Bäumchen jedes Jahr weiter heranwächst.«

Die Erfahrung lehrt, dass Kinder diesen einfachen Auftrag höchst unterschiedlich umsetzen. Diese Unterschiede liegen immer in den jeweiligen Bildern dessen, was *in ihrem eigenen Leben* in den entsprechenden Lebensjahren geschehen ist. Fand zum Beispiel eine Scheidung der Eltern statt, als das Kind drei Jahre alt war, so kann man manchmal sehen, wie der Vater- und der Mutterbaum jeweils auf die entgegengesetzten Seiten des Papiers umziehen. Oder dass einer der beiden Elternbäume gefällt wurde oder umgefallen ist. In einer anderen Situation kann man beispielsweise sehen, wie die Kronen so fest ineinandergewachsen sind, dass der kleine Baum gar keinen Raum hat. Dann ist es häufig wichtig zu wissen, dass auch innerhalb der Familie (zu) enge Beziehungen gelebt werden.

Das erste Beispiel zeigt eine Reihe von Bildern eines siebenjährigen Mädchens, in denen wenig Auffallendes zu bemerken ist. Danach bilden wir Bilder eines dreizehnjährigen Mädchens ab. Es malt ebenfalls sieben Bilder, und normalerweise handelt es sich dabei um die Wiedergabe der ersten sieben Lebensjahre. Doch dieses Mädchen gibt diese sieben Jahre als die Zeit des Ungeborenseins wieder, als eine Erinnerung an eine Zeit des Wartens auf die Geburt. Das wird daran sichtbar, dass es beim Zeichnen immer betont, dass der Samen »immerzu nicht vom Mutterbaum herunterfällt«. Es bringt damit zum Ausdruck, wie das neue Leben stets nicht beginnen kann. Die Jahreszeiten, die normalerweise die Bewegung durch das Jahr wiedergeben, in dem sich alles neue Leben in der Natur entwickelt, kommen in den Zeichnungen ebenfalls vor. Doch die Reihenfolge ist wenig ergiebig; darin kommt die Verwirrung in Bezug auf das Aufkeimen und die Entwicklung des neuen Lebens zum Ausdruck. Schließlich fällt der Samen dann doch irgendwann in den Boden und will gerne hervorbrechen, obwohl dies wieder Zeit braucht. Aber das Mädchen berichtet, dass der Vater- und der Mutterbaum das Heranwachsen des Kindes bereits wahrnehmen konnten. Die Beschriftungen dieser zweiten Bilderfolge *stammen von dem betreffenden Mädchen selbst.*

Diese merkwürdige Reihe, die notwendig gewesen ist, bevor das Samenkorn aus der Erde hervorkommen konnte, zeigt in bildhafter Weise die unbewusst anwesende Erfahrung des Wartens und des Hoffens, wie sie ein Ungeborenes haben kann.

Hier nun zunächst die Reihe des siebenjährigen Mädchens:

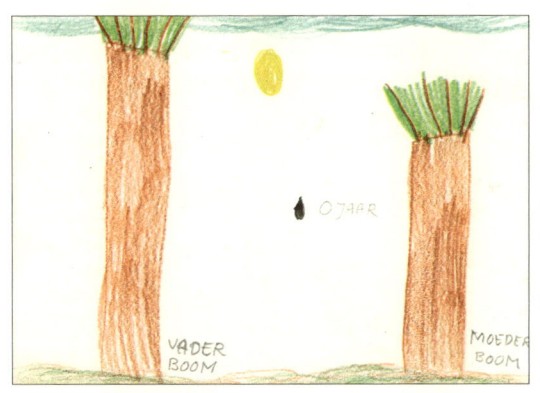
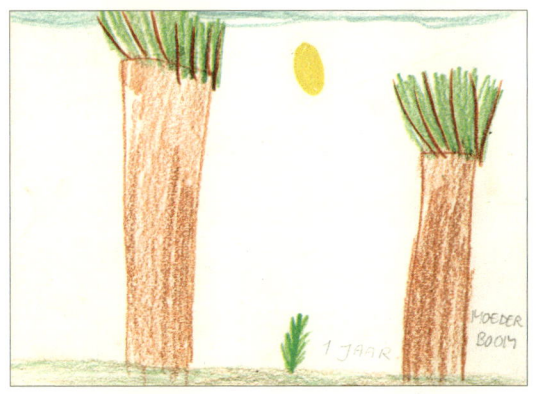
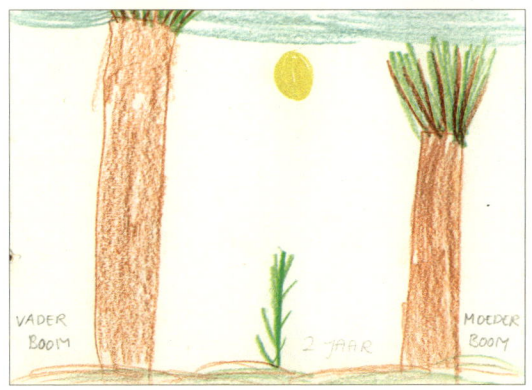

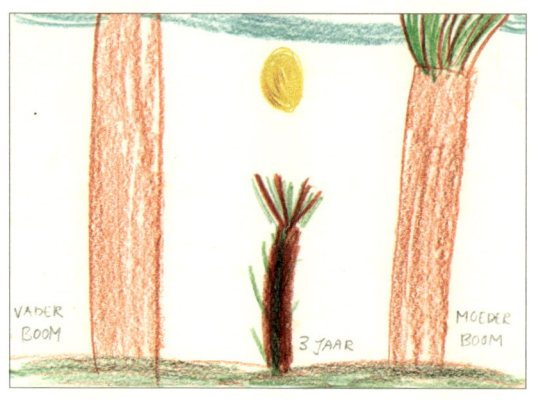
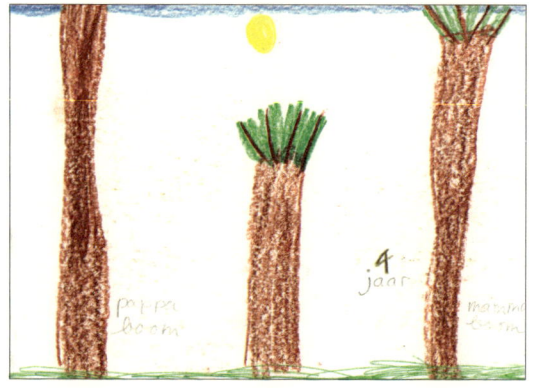
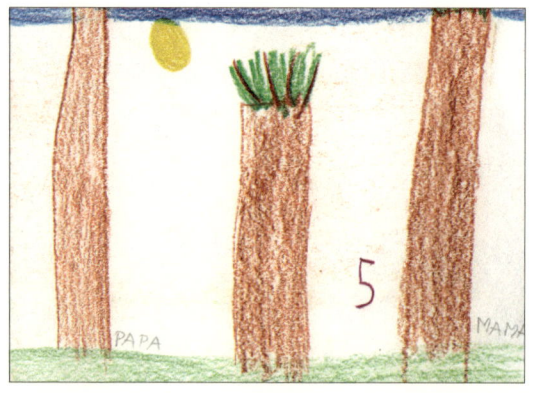

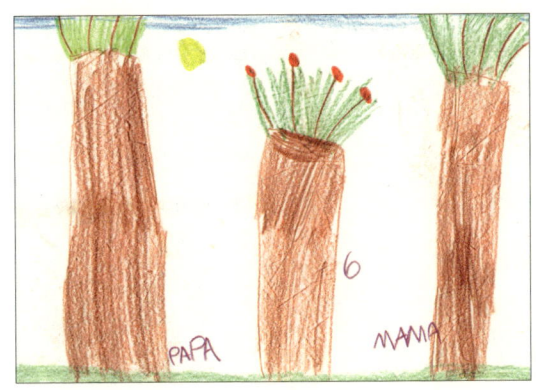

Und hier die Reihe des dreizehnjährigen Mädchens:

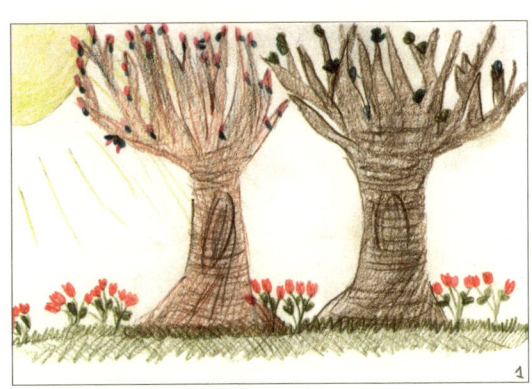

1 Im Frühling:
Hier sehen wir einen Vater- und einen Mutterbaum; am unteren Ast links am Mutterbaum hängt ein kleiner Same.

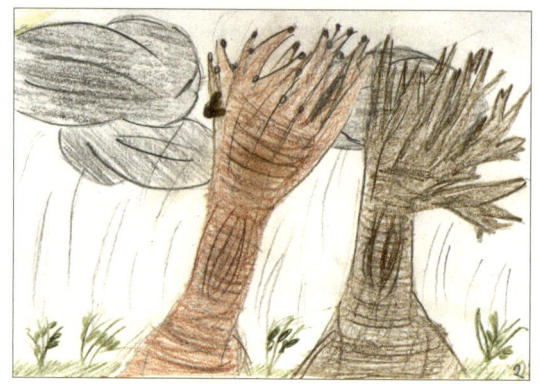

2   Im Winter:
Hier sehen wir den Vater- und den Mutterbaum im Winter. Es stürmt heftig, doch der Samen hängt noch immer am Mutterbaum.

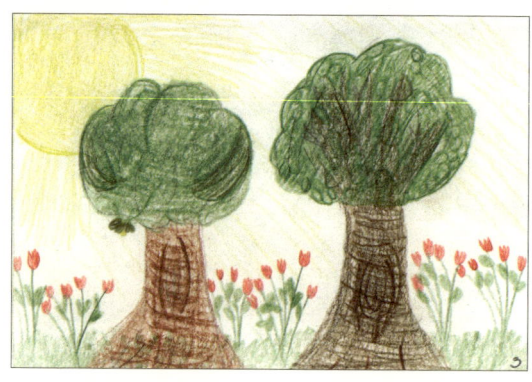

3   Im Sommer:
Hier sieht man Vater- und Mutterbaum im Sommer! Beide tragen viele Blätter, zwischen denen am Mutterbaum der Samen hängt.

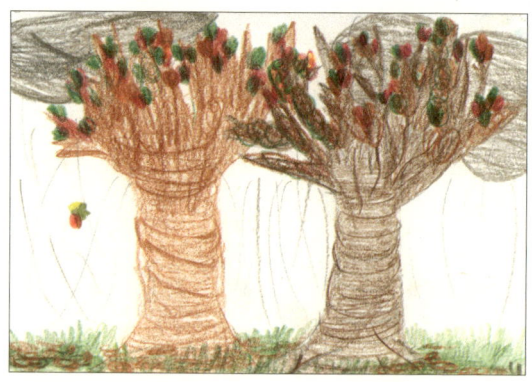

4   Im Herbst:
Hier sieht man Vater- und Mutterbaum im Herbst. Der Samen fällt herab.

5   Winter:
Hier sind der Vater- und Mutterbaum. Der Samen ist vom Baum gefallen und liegt nun unter der Erde. Doch er möchte gern wieder hinauf an die frische Luft. Er sammelt Kraft zum Wachsen.

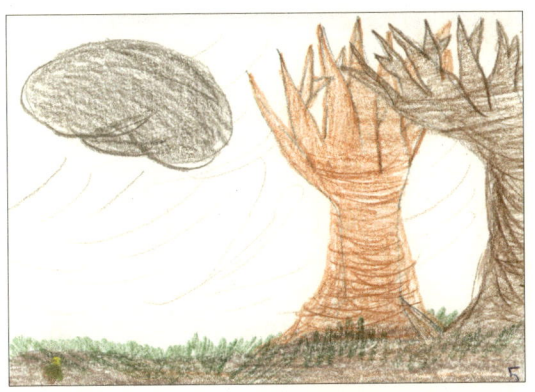

6   Der Frühling:
Der Samen wird immer größer und größer und reicht schon beinahe bis über die Erde, doch der Vater- und der Mutterbaum sehen ihn noch nicht; sie können ihn aber mit ihren Wurzeln spüren.

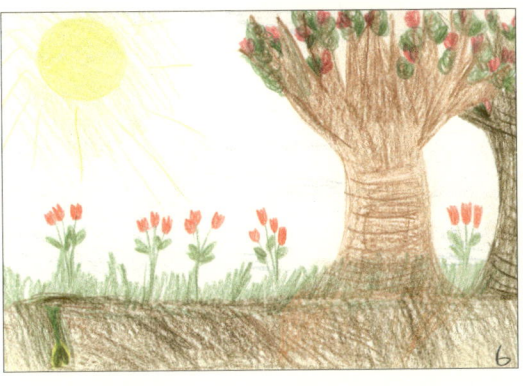

7   Der Sommer:
Der Samen ist aus der Erde herausgekommen. Es gibt viele schöne Blumen. Und der Vater- und der Mutterbaum haben den Samen gesehen.

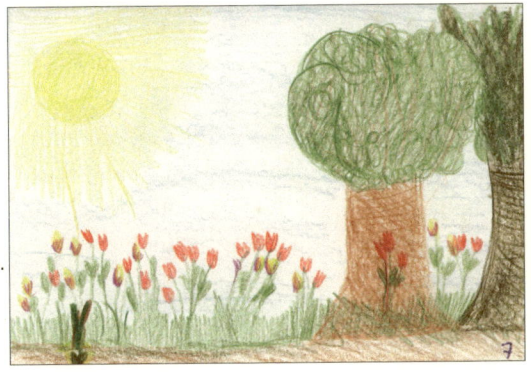

Ein ungeborenes Kind kann auch Gegenstand heftiger und schmerzhafter Meinungsverschiedenheiten zwischen zwei Menschen werden. Wenn der eine ein Kind will und der andere nicht, ist es gut, sich klarzumachen, dass ein Kind auf den *Gefühlston* solcher Gespräche hinhört. Erzählen Sie einander ehrlich, was Sie wollen und warum, sagen Sie keine extrem emotionalen Dinge wie zum Beispiel, dass Sie Kinder hassen oder so etwas. Wenn ein Kind später doch geboren werden sollte – und dann häufig erwünscht –, hat es dennoch irgendwo gespeichert, was einst über sein Dasein gedacht und gesagt worden ist. Dann kann es sein, dass Sie sich freudig über ein Kind beugen, das sich gleichzeitig immer noch zurückgewiesen fühlt. Allerlei eigenartige Antipathiegefühle und Unsicherheiten können aus dieser Art von negativer Einstellung entstehen. Liebevoll und respektvoll mit dem Kind umzugehen, auch wenn Sie es darum bitten, noch zu warten, ist von größter Wichtigkeit. Ich habe in meiner Praxis häufiger erlebt, wie sich eine anfängliche Antipathie eines Elternteils im Spiel und im Erleben eines Kindes widerspiegelte, während der betreffende Elternteil den einstigen Widerstand längst vergessen hatte ...

Das respektvolle und liebevolle Sprechen mit dem ungeborenen Kind basiert auch auf der Erkenntnis, dass ein Mensch, wenn er in einem neuen Körper geboren wird, bereits ein Individuum mit einer Geschichte ist. Wer wird da geboren, wenn Sie ihn zur Welt bringen? Vielleicht ja ein Mensch, der viel lieber, klüger, eifriger und weiser ist als Sie selbst. Vielleicht klopft jemand an die Tür, der in seinem Wesen reifer ist als Sie. Nelson Mandela, Anne Frank, Shakespeare, Marie Curie, Novalis, Paula Modersohn-Becker oder Vincent van Gogh – kurz, alle diese besonderen Menschen sind einst als ganz normale Babys zu ihren Eltern gekommen. Dass sie solche besonderen Menschen wurden, wurde nicht durch Geburt, Vererbung, Schulung und Erziehung verursacht. Dies alles hat zwar mit dazu beigetragen, dass sie wurden, was sie sind, und es ist als Vorbereitung sehr wichtig. Doch die wirkliche Ursache der Tatsache, dass sie ›bedeutend‹ wurden, liegt darin, dass sie bereits ein bedeutender Mensch waren, bevor sie die Geburt suchten im Leben und im Körper der Eltern. So wie ein Talent wie das Beethovens oder Mozarts nicht durch das Klavier oder die Klavierstunden hervorgebracht wird. Diese machen zwar vieles möglich, doch es ist unbestreitbar, dass sie ihre Genialität bereits mitgebracht hatten. Darum sind sie auch einzigartig, denn obwohl seither viele Eltern viele Kinder musikalisch erzogen haben, entwickelten sich auf dieser Basis noch lange keine neuen Bachs oder Beethovens.

Die Erkenntnis, dass ein Gespräch mit dem ungeborenen Kind eigentlich ein Gespräch mit einem ungeborenen Menschen ist, bewirkt, dass wir ganz anders mit einem ungeborenen Kind umgehen werden. Es wird dann zu einem Gast, der bei uns anklopft und um Unterkunft bittet. Wenn Sie dazu Ja sagen, schwanger werden und schließlich ein Baby zur Welt bringen, so haben Sie dem ›wohnsitzlosen Menschen‹, der eine Geburt sucht, ein Dach über dem Kopf geboten. Wenn das Kind herangewachsen und erwachsen geworden ist, werden Sie aufs Neue sehen, dass es eine eigene Persönlichkeit ist, der Sie das Erdenleben geschenkt haben, und keineswegs ein Klon von Ihnen oder Ihrem Partner. Es erweist sich als selbstständiges Individuum, das ganz besondere Fähigkeiten und Unfähigkeiten hat, an die Sie sich vielleicht gewöhnen müssen und die es eindeutig bereits mitgebracht hat. Natürlich können wir für unseren ›Gast‹ bessere oder schlechtere Verhältnisse und Lebensbedingungen zur Verfügung stellen, doch dies ist eine sekundäre Tatsache.

Mit einem derartig umfassenden Bild einer Menschenseele vor Augen, die uns um Geburt und Erziehung bittet oder aber gerade nicht bittet, sind wir Erwachsenen in die Lage versetzt, in Bezug auf einen Kinderwunsch innerlich zu einer Entscheidung zu gelangen, die im Einklang steht mit allem, was Menschen einander schenken können.

Es kann dann sein, dass Menschen in zunehmendem Maße bemerken, ob es da auch einen Kinder-Willen gibt, der sie beeinflusst und der zur

Geburt hindrängt. Dann können die Herzen eines Mannes und einer Frau in Liebe auf das ungeborene Menschenkind hinlauschen und in Respekt und warmem Bewusstsein die Entscheidungen in Bezug auf eine Elternschaft treffen.

Was bedeutet Warten?

Viele Menschen werden schneller schwanger, als sie es wollen. Ein oder zwei Monate, nachdem sie die Möglichkeit dafür eröffnen, kommt es zu einer gelungenen Befruchtung. Sogar ein sogenanntes ›Unglück‹ führt durchaus manchmal zu einer gelungenen Schwangerschaft. Aber so einfach verläuft die Sache leider nicht immer. Es kann auch länger dauern, bis sich ein Baby ankündigt. Einige Monate bis zu einem Jahr ist etwas ganz Normales, manchmal dauert es auch mehrere Jahre lang. Dann wird nach einem Grund geforscht, und manchmal ist dieser medizinischer Natur, manchmal jedoch findet sich keine konkrete Ursache. Und dennoch dauert das Warten an. Dann wird häufig nach künstlichen Methoden gesucht, um schwanger zu werden, doch in vielen Fällen gelingt auch dies nicht.

Wer Menschen kennt, die mit ihrem intensiven Kinderwunsch immer im Wartestand bleiben müssen, der sieht häufig sehr viel Kummer, Hoffnung und Verzweiflung. Das Warten ist hier keine langweilige, gleichförmige Situation, sondern vielmehr ein Hin- und Hergeworfenwerden zwischen Hoffnung und Enttäuschung; jeden Monat aufs Neue. Das Warten auf eine heiß begehrte Schwangerschaft ist damit voller Spannung und Emotionen, die manchmal sehr heftig werden können. Manchmal wird sich dieser Stress dermaßen zuspitzen, dass er einer möglichen Schwangerschaft nur im Wege steht. Jeder kennt vermutlich die Geschichte, dass manche ihre Hoffnung auf eine Schwangerschaft bereits aufgegeben und ihr Erspartes in andere Dinge investiert hatten, als sich doch noch ein Kind ankündigte …

Im Ganzen genommen ist das Warten auf eine Schwangerschaft alles andere als eintönig. Es ruft häufig Gefühle der Sinnlosigkeit hervor, ja der Wut. Warum stößt mir dies zu, denkt man, wenn jeder in der Umgebung offenbar problemlos schwanger zu werden scheint. Es können Zweifel in Ihnen aufkommen, und Sie beginnen sich den Kopf zu zerbrechen. Wollen Sie eigentlich wirklich ein Kind? Gibt es vielleicht gar kein Kind, das zu Ihnen kommen will? Sind Sie keine normale Frau oder kein normaler Mann, wenn Sie nicht fruchtbar sind? Was denkt mein Partner über mich? Bin ich eine Versagerin? All diese wenig erhebenden und zu nichts führenden unangenehmen Fragen schwirren durch Ihren Kopf und Ihr Gefühl. Damit hängen so viele Emotionen zusammen, dass sogar das Fernsehen sich darauf stürzt, um Sie zu missbrauchen. Man braucht nur hundert Paare mit einem Kinderwunsch in einer Sendung zusammenzubringen, und man hat eine komplette Reality Soap vor sich, mit allen Seelenkämpfen, die dazugehören. Vor der laufenden Kamera sieht man künftige Eltern, himmelhoch jauchzend oder zu Tode betrübt.

Das Warten auf eine Schwangerschaft bedeutet, dass man sein Haus ständig in Ordnung hält für einen gern gesehenen Gast, der – manchmal immer wieder aufs Neue – absagt. Das stimmt einen nicht unbedingt fröhlich. Dennoch muss die Sache nicht so verlaufen. Künftige Eltern brauchen sich nicht auf den heiß begehrten positiven Schwangerschaftstest zu fixieren. Es geht auch anders. Wenn Sie – am besten gemeinsam mit Ihrem Partner – jeden Tag eine Viertelstunde lang intim mit Ihrem ungeborenen Kind sprechen und lachen, *noch bevor Sie schwanger sind,* sind Sie nicht mehr so allein. Erzählen Sie Ihrem Kind durch lebendige Bilder, die Sie in sich hervorrufen, wie lieb Sie es haben werden und wie gerne Sie für es sorgen werden. Wie es dann mit Wasser und Sand spielen können wird und wie es mit den Jahreszeiten und der Natur mitleben kann. So bekommt es eine lebendige Erfahrung aus dieser Welt vermittelt, und es kann sich damit verbinden. Sie können Ihrem künftigen Kind auch erzählen, welche Menschen auf es warten. Brüder oder Schwestern, die eigene Familie, Großeltern, Freunde. Erzählen Sie ihm ruhig von kleinen, froh stimmenden Ereignissen des jeweiligen

Tages und davon, wie Ihre positiven Gedanken und Gefühle über das Leben und die Welt aussehen. Gestalten Sie auf diese Weise eine inhaltliche Viertelstunde und werden Sie ganz *still* im innigen Zusammensein mit dem Ungeborenen.

Dies trägt dazu bei, sich aufeinander einzustimmen, und es bewirkt, dass Sie *gemeinsam* auf das warten, was geschehen wird. So gestalten Sie das Warten auf eine Schwangerschaft zu dritt. Eigentlich warten Sie dann nicht auf Ihr Kind, denn das ist nicht notwendig, weil Sie ja jeden Tag die Beziehung zu der Welt Ihres Kindes öffnen und pflegen können. Dann warten Sie vielmehr gemeinsam auf eine Schwangerschaft, die sich in dem Moment und in der Situation einstellen kann, die am besten zu dem Kind passt. Jedes Kind hat seine eigene Zeit, und es ist sehr wichtig, dass es diesen Moment auch selbst finden und bestimmen darf. Der Geburtsmoment, das Geburtsjahr und die Jahreszeit werden Teil eines wunderschönen Plans, der zu Ihrem Kind passen wird wie ein Handschuh um eine Hand. Vor diesem schönen Moment dürfen wir Ehrfurcht haben, und wir dürfen dankbar sein, dass wir darauf warten dürfen. Alle drei: Mann, Frau und Kind.

Engel?

Ist ein ungeborenes Kind ein Engel? Ist es ein himmlisches, reines Wesen?

Sicher ist, dass ein ungeborenes Kind die besten Absichten in sich trägt. Es will geboren werden, um diese besten Absichten zu verwirklichen. Es will ein Leben haben, um zu lernen, um vieles gutzumachen, um viel zu entdecken und zu entwickeln, und es bringt den Willen mit, vielen anderen Menschen zu begegnen. Darin ist es rein, unschuldig. Doch ein ungeborenes Menschenwesen hat auf seiner ›Wunschliste‹ auch vieles stehen, was mit Unfähigkeiten und Wiedergutmachungsabsichten zusammenhängt. Die Suche nach dem richtigen Zeitpunkt und den richtigen Menschen, bei denen sich all diese Sehnsüchte verwirklichen lassen, ist ein hoch kompliziertes Puzzle. Dies hängt natürlich auch mit der Möglichkeit zusammen, am richtigen Ort, bei den richtigen Menschen und im richtigen Moment geboren zu werden. Ein Ungeborenes kann dies natürlich nicht selbst bewerkstelligen. Dafür sorgt der Engel des Kindes. Ein Kind ist selbst kein Engel, es *hat* einen Engel. Dieser persönliche Engel verfügt über ein äußerst sensibles Wissen darüber, wie die Schicksalsfäden der Menschen gewoben werden. Dieses Weben der Schicksalsfäden geschieht vor der Geburt. Das bedeutet jedoch nicht, dass ein Mensch völlig unfrei und vorherbestimmt wäre. Innerhalb der Schicksalsfäden können in einem gewissen Freiraum individuelle Entscheidungen getroffen werden. Außerdem haben auch wir selbst Anteil am Knüpfen der Schicksalsfäden, wir haben ja selbst im Vorgeburtlichen an vielem, was in unserem Leben auf uns zukommt, mitgewirkt. Entscheidungen, die im Vorgeburtlichen getroffen wurden, können manchmal von dem, was wir später selbst wählen, durchkreuzt werden, doch ist dies bei Weitem nicht immer der Fall. Das beste Beispiel ist vielleicht die Tatsache, dass wir als Mann oder Frau geboren werden. Dies ist etwas Bestimmendes, darin sind wir nicht mehr frei.

Vor allem die Begegnung mit Menschen, mit denen wir, wie man so sagt, ›etwas zu tun haben‹, ist etwas außerordentlich Entscheidendes.

Wie kommt es zur Begegnung mit jenen Menschen in unserem Leben, die für unsere weitere Entwicklung eine wichtige Rolle spielen? Für die wir selbst wichtig sind? Wenn wir darauf zurückblicken, was unsere Familie, unsere Freunde und unsere Schule uns in unserer Kindheit und Jugend an Prägungen mitgegeben haben, aber auch auf das, was wir von anderen gebraucht haben, so sehen wir, welch ein unglaublich kunstvolles Netzwerk von Beziehungen und Verwandtschaften zwischen Menschenleben existiert. Dieses große Gewebe im Voraus zu überschauen und zu ermöglichen, das ist die Arbeit der Engel. Wir sehen nur die Resultate dieser Arbeit, nicht sie selbst und auch nicht ihr Wirken.

Wir sehen am Ende lediglich den Schwangerschaftstest, die Ultraschallaufnahme und das Kind, das bei uns geboren wird. Dadurch kann der Eindruck entstehen, dass ein willkürliches Kind in einem willkürlichen Augenblick bei willkürlichen Eltern geboren wird. Zum Glück ist dies nicht der Fall. Unsere Kinder haben uns gesucht und gewollt. Dies taten sie, damit sie sich weiterentwickeln können, gemeinsam mit uns und vielen anderen Menschen. Im Laufe ihres Lebens werden sie sich aufs Neue mit anderen Menschen verbinden, und daraus wird ihr Leben sich in eine bestimmte Richtung entwickeln.

Der Engel eines Kindes überschaut, wo es in seinem Wachstum steht und was es noch mit bestimmten Menschen zu bearbeiten hat. Da entwickelt sich manches völlig anders, als wir Eltern es gerne sähen! Der persönliche Engel ist mit dem Ungeborenen aufs Engste verbunden; eigentlich, so könnte man sagen, fällt der Engel in dieser Zeit vor der Geburt noch so weitgehend mit dem Kind zusammen, dass man sie fast nicht voneinander unterscheiden kann. Wenn wir also mit unserem ungeborenen Kind sprechen, heißt dies, dass wir zugleich mit dem Engel dieses Kindes sprechen. Jede Begegnung mit unserem Kind und jede Antwort, die vom Kind zurückkommt, erfolgt somit gleichzeitig durch den Engel des Kindes. Daran wird, wie wir schon sagten, deutlich, dass unser Kind selbst kein Engel ist, sondern einen Engel hat, und dass wir, wenn wir mit der Welt der Ungeborenen kommunizieren, zugleich mit einer Engelwelt kommunizieren.

Die Erwartung eines Kindes ist, in diesem Lichte betrachtet, nicht nur etwas, das wir mit unserem noch ungeborenen Kind, sondern auch mit dem Engel dieses Kindes teilen. Dann sind wir in ein gemeinsames Warten auf das Suchen und Finden des rechten Augenblicks für die Geburt eingebettet, wie er im Interesse des ungeborenen Kindes und dadurch genauso sehr im Interesse der künftigen Eltern liegt. Denn diese Art, auf den richtigen Moment zu warten, ist ruhiger und friedvoller, weil die Frage des Schwanger- oder Nichtschwangerwerdens nun nicht mehr ausschließlich davon abhängt, wie oft man miteinander schläft oder von der Qualität der Samenzellen. Letztlich geht es dann nicht mehr darum, ob eine Befruchtung gelingt oder misslingt, sondern darum, das Kind in einer freudigen Grundstimmung zu erwarten – nicht ohne Grund spricht man von »guter Hoffnung« – beziehungsweise diese Stimmung auch während der Schwangerschaft selbst festzuhalten.

Auch wenn es nicht zu einer Schwangerschaft kommt, ist diese Erkenntnis ganz entscheidend, wie in den nächsten Kapiteln dargestellt werden wird.

Im Therapiezusammenhang drücken Kinder wie selbstverständlich durch Spielzeug und Geschichten aus, was in ihnen lebt. Das folgende Beispiel stammt von einem sechsjährigen Mädchen, das ganz ohne Religion aufwuchs. Es ist ein stiller Zeuge der Realität der Existenz seines Engels. In seinem Spiel zeigt es immer wieder einen Engel, der aus einer etwas erhöhten Position das Leben bringt, es überschaut und behütet. Es ist bewegend, zum Zeugen zu werden, wie dieses Kind weiß, dass sein persönlicher Engel zu seinem Leben gehört. Das Einzige, was es brauchte, um dies zum Ausdruck zu bringen, war einfaches Spielzeug, worunter sich auch ein hölzerner Engel befand.

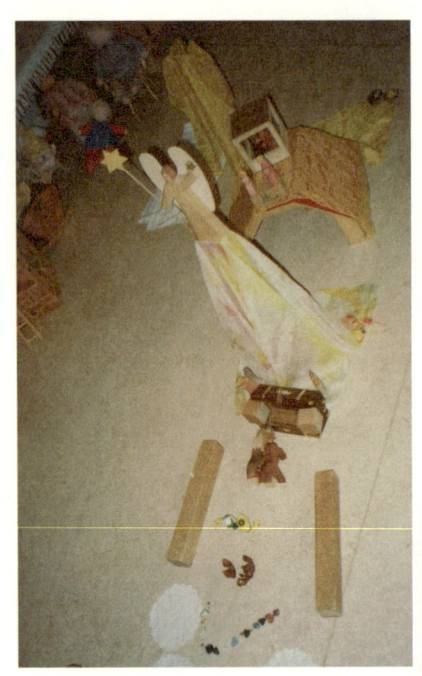
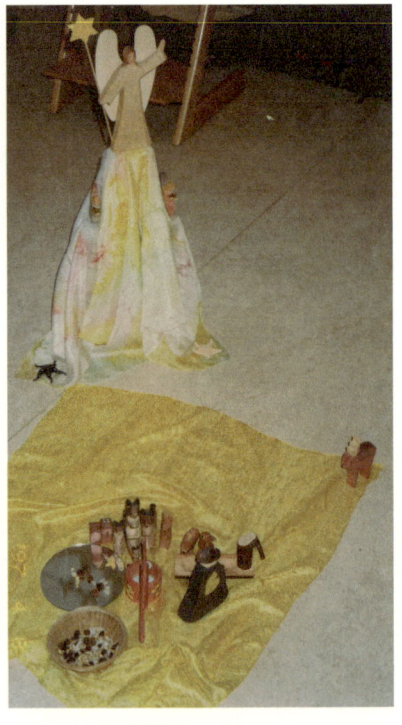

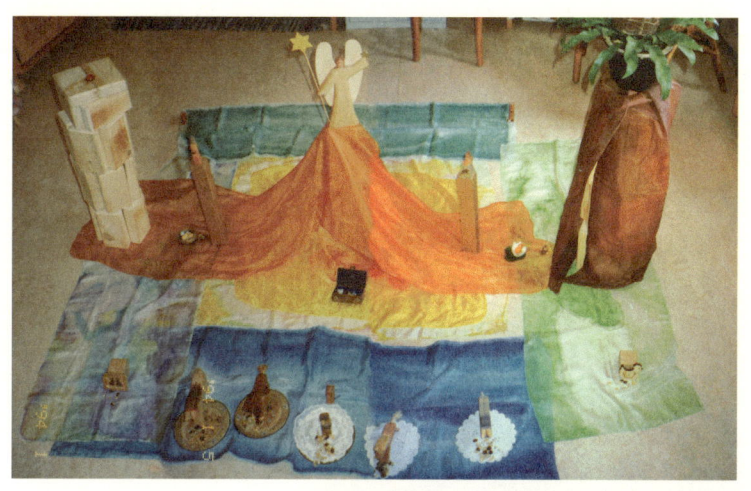
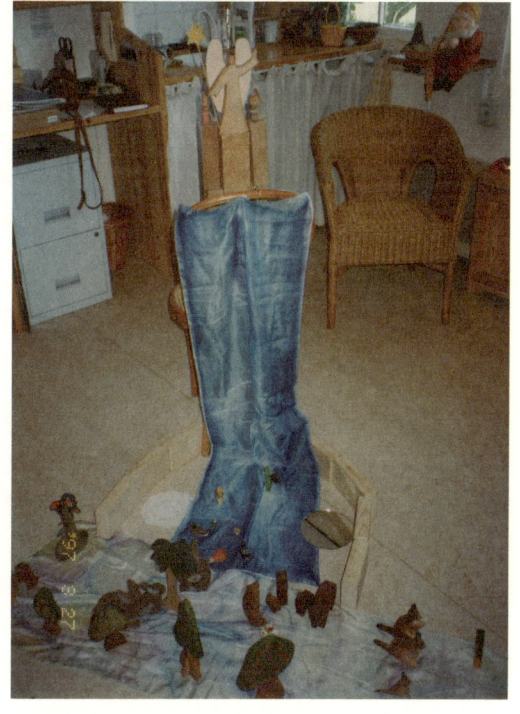

Lebensstil

Wenn man einem Menschenkind Gelegenheit geben will, geboren zu werden, bekommt man vielerlei praktische Ratschläge, vor allem in Bezug darauf, was man *nicht* tun soll: nicht rauchen, kein Alkohol, keine starken Arzneimittel und so weiter. Dies sind im Großen und Ganzen meistens sehr nützliche Winke.

Außerdem gibt es viele positive Verhaltensmaßregeln auf dem Gebiet der Ernährung. Natürlich ist ein gesunder, vollwertiger und regelmäßiger Ernährungsstil, am besten mit biologischem und frischem Gemüse, eine wichtige Basis. Außerdem sind eine gesunde Menge an Schlaf und eine gute häusliche Umgebung sehr wichtig. Ausreichende körperliche Bewegung in der Natur ist ebenfalls wünschenswert, doch im Grunde gelten alle diese Hinweise für jeden, der ein gesundes Leben führen will. Können wir im Falle einer möglichen Schwangerschaft noch mehr tun?

Was bewegt sich in uns?

Das, was sich in uns an Gefühlsbewegungen abspielt, ist zunächst eine unsichtbare Realität. Die Folgen von Ärger, Angst, Trauer, Freude oder Wut sind allerdings häufig sichtbar und hörbar. Wir vollführen wütende Gesten oder weinen oder lachen strahlend. Doch das alles ist Ausdruck dessen, was sich in uns abspielt; und wir können uns darin üben, die Äußerungen unserer Gefühle zu kontrollieren und zurückzuhalten. Wem das gelingt, der weiß seine Gefühle zu verbergen, wie wir sagen. Häufig haben wir es schwer damit, anzuerkennen und zuzugeben, dass wir bestimmte Gefühle haben, vor allem, wenn diese uns nicht so gelegen kommen. All diese Gefühle strömen wie Wellen in uns hinein und um uns herum. Wir sehen sie nicht, doch wir spüren, dass sich der eine Mensch in unserer Umgebung anders anfühlt als der andere. Einem Trost suchenden Kind kann rasch geholfen werden, indem man es an sich drückt, wodurch es wieder in die Umhüllung des Vaters oder der Mutter aufgenommen wird, und dann ist es schnell wieder im Gleichgewicht.

Die Ungeborenen nähern sich der Welt und ihren Eltern bereits vor der Schwangerschaft, und sie nehmen all unsere wogenden Gefühle und Emotionen wahr. Wir strahlen ihnen einen ganzen Regenbogen vielfarbiger Gefühlserlebnisse entgegen.

In dieser Hinsicht sind unsere Kinder bereits lange vor der Geburt, ja sogar vor der Schwangerschaft mit dem Wohl und Wehe ihrer künftigen Eltern verbunden. Wenn wir liebevolle, sehnsüchtige Gefühle in Bezug auf ihr Dasein und die Zukunft hegen, so bilden wir gewissermaßen eine unsichtbare Wiege, in der sie sich herrlich wohlfühlen können. Die Gedanken über den Partner und das Kind, auf das wir hoffen, sowie unser gesamtes persönliches Gedankenleben erfahren die Ungeborenen etwa so, wie wir während einer Wanderung das Wetter erleben. Einmal ist es düster und grau um uns herum, ein anderes Mal ist alles von Sonne überflutet. Einmal herrscht klares Frostwetter, ein anderes Mal hängt ein dicker, undurchdringlicher Nebel in der Luft. So ungefähr ist es auch für die Ungeborenen, auch für sie kann sich eine Gewitterwolke oder gar ein Blitz bilden.

Selbstverständlich ist die Stimmung, wenn man sich mit der ›Elternlandschaft‹ verbindet, während dort schlechtes Wetter herrscht, lange nicht so attraktiv und entspannend wie an einem hellen Frühlingstag. Alles, was sich in uns abspielt, ist in diese Wetterlage einbezogen, und wir können davon ausgehen, dass ein Kind bereits vor der Geburt an diesem Innenleben Anteil hat.

Dasselbe gilt für die Worte, die wir sprechen, und die Gedanken, die wir bilden. Wer Musiker ist und mit Gefühl und Tiefe schöne Arien singt, der singt auch für das ungeborene Kind. Und wer den Verkehr regelt, philosophische Bücher liest oder sich den Kopf über die Naturgesetze zerbricht, der webt genauso wirksam ein Gewand um sich herum, in welches das Ungeborene gleichsam gehüllt wird. Wir benutzen gerne das Bild, ein Kind habe etwas »mit der Muttermilch eingesogen«, doch genauso gut können wir sagen, dass der Einfluss der Eltern uns bereits lange vor unserer Geburt umhüllt hat.

Aus all dem folgt, dass schöne Wanderungen in der Natur, Kunstbetrachtung, gute und wertvolle Gedanken, Meditation, Gebet und geistige Anregungen eine Art ›biologische Nahrung‹ für das Ungeborene darstellen können. Unter diesem Blickpunkt ist alles, was wir in dieser Hinsicht an uns selbst stärken und verbessern, wertvoll. Von alles übergreifender Bedeutung ist jedoch die Bereitschaft, unseren Verstand und unser Gefühl für die Vorstellung zu öffnen, dass es eine geistige Realität gibt und dass unser Kind bereits existiert. Dass es eine Welt gibt, in der es auf uns wartet, so wie wir in dieser Welt auf es warten. Dann ist es nicht vergessen und ausgeschlossen. Ein ungeborenes Kind, das sich seinen Eltern naht, verbindet sich also zuerst mit allem, was von ihnen ausstrahlt – und zwar viel früher als mit der von ihnen geschenkten Ei- und Samenzelle. Dies ist gewissermaßen das ›unsichtbare Fruchtwasser‹, das sie umspielt; es kann aus flüssigem Gold bestehen, wenn wir in Licht und Liebe an sie denken.

Eine unbequeme Wahrheit?

Die soeben angestellten Betrachtungen sind in gewisser Weise natürlich unbequem. Sie können Widerstand bei uns hervorrufen, und wir können sie als ›unnötige Verkomplizierung‹ beiseite schieben. Denn wenn wir dies nicht täten, würde die Unverbindlichkeit verschwinden, in der wir bis dahin lebten. Wir können nicht mehr unbesorgt einen über den Durst trinken, wenn wir schwanger sind. Und genauso können wir jetzt nicht mehr freibleibend in unseren eigenen Seelenbrei versinken.

Dennoch ist die Pflege dieses *Seelenmilieus* von so großer Bedeutung, dass es besser ist, die Augen nicht vor ihr zu verschließen. Denn sie bietet auch große Chancen für uns und unsere Kinder.

Viele Ungeborene stimulieren in uns unsere besten Seiten. Wir werden mehr Mensch, und wir werden ein besserer Mensch, bevor wir einen neuen Menschen in die Welt setzen. Das ungeborene Kind kann uns durchaus auch helfen und sehr viel in uns wachrufen, wovon wir bis dahin gar nicht wussten, dass wir dazu in der Lage wären. Es erzieht uns vielleicht bereits, bevor wir schwanger werden, und diese Erziehung setzt sich auch fort, wenn wir schwanger geworden sind.

Es kann ein tröstlicher Gedanke sein, dass auch hier, wie in der Erziehung insgesamt, viel von unserem eigenen Einsatz abhängt. Unsere Bemühungen schaffen viel mehr Möglichkeiten, als wir glauben. Nicht die erreichten Resultate sind das Entscheidende, sondern der liebevolle Ernst, mit dem wir versuchen, gute Eltern zu werden und zu sein. Ein einigermaßen ›gut funktionierender‹ Mensch, der in seiner Entwicklung zum Stillstand gekommen ist, hat einem Kind recht wenig zu bieten. Ein Mensch hingegen, der immer um die Aufrechterhaltung seines inneren Friedens und den seines Umfelds ringen und der seine Liebesfähigkeit und Willenskraft üben muss, hat, wenn er sich tatsächlich darum bemüht, einem Kind sehr viel zu bieten. Denn dieses Ringen ›reinigt die Luft‹, die uns umgibt.

Wenn wir als junge Eltern überdies einen Weg finden, uns bewusstseinsmäßig mit dem Wesen der Weisheit und der Liebe selbst auseinanderzusetzen, empfangen wir das Kind aus einer Verbindung mit jenen schaffenden Kräften, die es hervorgebracht und behütet haben, bis es uns anvertraut wird.

Die Reise des Ungeborenen zu seinen Eltern

Das Kind, das seine Geburt bei uns sucht, ist gewissermaßen auf der ›Rückreise‹. Es war bereits früher Mensch auf der Erde, aber dieses frühere Leben liegt meistens Jahrhunderte zurück. Es ist also lange ›weg gewesen‹, und es hat sich inzwischen sehr vieles stark verändert. Was sich in einem oder mehreren früheren Leben ereignet hat, ist sorgfältig verarbeitet und geprüft worden, und alles, was sich als wertvoll erwiesen hat, ist bewahrt geblieben. Alle Unvollkommenheiten und alle menschlichen Begegnungen, an denen noch gearbeitet werden muss, sind in liebevoller Weise umgearbeitet worden zu einer neuen, intensiven Lebenssehnsucht und zu neuer Hoffnung. Diese intensive Sehnsucht ist die Triebkraft, mit der ein ungeborener Mensch sich seinen Eltern nähert.

Die Hoffnung, an all dem, was so mitgebracht wird, arbeiten und auch viel Neues realisieren zu können, trägt ein Kind wie einen gepackten Rucksack bei sich. Kurz vor der Geburt wird unter diesem Blickwinkel ein Vorausblick auf das kommende Leben geworfen, und es werden die Chancen, Möglichkeiten, Aufträge und Menschen wahrgenommen, die zu diesem Leben gehören. Es ist von größter Wichtigkeit, sich klarzumachen, dass das Ungeborene quasi auf einer Welle der Sehnsucht nach einer Verbindung mit dem Leben schwimmt, das zu ihm gehört.

Die Sehnsucht der Eltern nach einander und ihrem Kind ist dadurch eine *Antwort auf eine Frage*. Mit dieser Sehnsucht öffnen sich das Herz, der Körper und die Behausung der künftigen Eltern. Doch darüber hinaus geschieht noch etwas. Mann und Frau öffnen durch diese Sehnsucht und ihre gegenseitige Annäherung die kompakte physische Realität, die materielle Welt, und beginnen darin so etwas wie einen offenen Raum auszusparen, so wie im Wasser, das mit der Hand in Bewegung gebracht wird, ein kleiner Wirbel entsteht, in dem sich das Wasser gewissermaßen einen Moment lang öffnet. Das Verlangen, das die Eltern zueinander hinzieht, ist die Kraft, die vieles in Bewegung bringt. Dann entsteht ein offener Raum in unserer Welt, und dieser bildet zugleich eine Art Tor. Ein rundes Tor, das momentweise einen Durchgang aus der Welt der Ungeborenen in die unsere bildet. So wie Sterbende einen Tunnel sehen, hinter dem sich eine Welt des Lichtes öffnet, so sehen die Ungeborenen die Tore zur Welt der Eltern aufleuchten. Es gibt unterschiedliche Namen, die man, wenn man darüber spricht, für diese hellen Pforten, die sich für kurze Augenblicke öffnen, benutzen kann: Rosentor, Regenbogenbrücke, Himmelspforte oder Flügeltüren – Namen, die Menschen irgendwann einmal für diesen Vorgang geprägt haben.

Ein Vater berichtet über seine Erfahrung dieses Tores:

»Ich fragte mich eine Weile lang, was eigentlich so Besonderes an dieser Frau war, dass sie mich so faszinierte. Auch sie hatten die Gedanken an unsere erste Begegnung am Wochenende nicht mehr losgelassen.
Es wurde ein Treffen abgesprochen, es kam zu einer ersten Berührung, und dann, als die Intensität immer stärker wurde, erscheint da plötzlich ein anderes Gesicht. In den Gesichtszügen der Frau wird ein großer, dünner Junge sichtbar, der vielleicht sieben Jahre alt ist. Ein nie gekanntes Erstaunen ergreift mich. *Wer ist das? Was ist das?* Ich mache mir ganz bewusst klar, was ich da vor mir sehe, auch wenn ich es nicht deuten kann. Nach einer knappen Minute verschwindet das Bild wieder und es bleiben nur die Erinnerung daran und viele Fragen. Das Bild des Jungen wird mich niemals mehr verlassen. Sieben Jahre später wird aus dieser Beziehung ein Junge geboren. Er hat seit seiner Geburt die langen, schmalen Gesichtszüge, die das Bild charakterisierten, das mir so unauslöschlich vor Augen stand. Als er sieben Jahre alt war – also vierzehn Jahre nach dem Erlebnis –, sah er so aus, wie er während der ersten Begegnung und Berührung vor mir stand. Unleugbar: seine erste Wirklichkeit, sein erstes, noch vorgeburtliches Bild ...«

Erwachsene erfahren solche Momente der Öffnung während des ganzen Lebens, doch sie bemerken sie zumeist nicht. Dann herrscht plötzlich ein intensiver Friede, Stille. Manchmal wird dieser Friede hervorgerufen durch Meditation, ein Gebet oder durch schöne Musik. Manchmal auch ganz einfach so, wenn Menschen zusammen glücklich sind, nach einer liebevollen geschlechtlichen Vereinigung oder einem intensiven Moment der Freude in der Natur.

Wer gut darauf achtet, wird lernen, solche »Schwellenmomente« wahrzunehmen, und versuchen, sie festzuhalten. Es begegnen sich dabei zwei Welten, die so zart sind wie Schmetterlingsflügel. Dabei kann etwas Neues entstehen: Ein kreativer, zu neuen Lösungen führender Gedanke oder ein künstlerischer Impuls; neuer Mut und neue Erkenntnisse in einer scheinbar verfahrenen Situation; oder eine Verbindung mit einem ungeborenen Wesen. Für ein ungeborenes Kind sind all diese Schwellenmomente wie *Einladungen*. Es bemerkt und erlebt alle diese menschlichen Öffnungen, diese Tore, sie glänzen und schaffen Verbindungen, und das Kind sieht sie, so wie wir einen Sternenhimmel sehen. Menschen leuchten tatsächlich wie Sterne auf in der Welt der ungeborenen Kinder, wenn sie im irdischen Dasein einen Moment lang einen offenen Raum schaffen.

An den Toren zwischen dieser Welt und der der Ungeborenen stehen die Weisheit und die Liebe selbst. Jedes Kind kommt an der Weisheit und der Liebe vorbei, wenn es sich mit einem neuen Leben verbindet. Ob dies hellbewusst oder nur träumend, schlafend erfahren wird, hängt davon ab, wer da geboren wird. Genauso wie wir viele Menschen um uns herum sehen, an denen viel vorübergeht, und andere, die zutiefst interessiert und wach alles in sich aufnehmen, was sich in ihrer Umgebung abspielt, so ist es auch vor der Geburt.

Doch Weisheit und Liebe sind die entscheidenden ›Hebammen‹ beim Eintritt in ein neues Leben, und sie verbinden alles miteinander, Leben und Welten. Wenn wir uns nach einem Kind sehnen, aber auch dann, wenn wir Angst davor haben, es zu empfangen – immer dann können wir uns an diese beiden Helfer halten. Alles, was wir als Weisheit kennen, und alles, was wir als Liebe erfahren haben, steht wie ein liebevoller Wächter am Tor der Geburt. Und diese Wächter lassen sich aus beiden Welten heraus ansprechen.

Warum es gut ist, die Lebensqualität vor und während der Schwangerschaft zu verbessern

Während der vergangenen Jahrzehnte sind überall Läden mit Baby- und Kleinkindbedarf wie Pilze aus dem Boden geschossen. Wir können heute aus einer Riesenauswahl spezieller wunderschöner Möbel für das Kinderzimmer und zwischen allerlei süßen Accessoires und Kleidungsstücken für den Neuankömmling wählen. Überall werden Prinzen- und Prinzessinnenzimmer eingerichtet, und man kann sich des Eindrucks nicht erwehren, dass Kommerz und moderner Luxus heute bis in die letzten Winkel der Vorbereitung auf die Geburt eines Kindes vorgedrungen sind. Warum treiben wir eigentlich einen solchen Aufwand? Warum investieren wir so viel Zeit und Geld in all diese ›Rahmenbedingungen‹ von Babys?

Wir tun dies wahrscheinlich, weil wir alles in bester Ordnung haben wollen, bevor das Kind zu uns kommt. Und wir tun es natürlich auch, weil wir es einfach nett finden, und vielleicht kennen wir es ja auch gar nicht mehr anders – schließlich tut das heute jeder. Es ist möglich, dass die Gewohnheit, alles, was mit dem Ungeborenen zusammenhängt, in einer solch extremen, materiellen Weise durchzugestalten, eng mit unserer Kultur verknüpft ist. Diese drückt Verbundenheit miteinander eben in Form von Geld und Gütern aus. Und Eltern wollen sich ja mit ihrem Kind verbinden ...

Liebevolle Pflege und aufmerksame Vorbereitung können dem Ungeborenen helfen. Dies braucht natürlich nicht zu bedeuten, dass alles exklusiv, teuer und nagelneu sein muss. Kein Baby genießt sichtbar die prächtigen Möbelstücke oder ergötzt sich an dem besonders süßen Strampelhöschen ... Was mit Liebe in zarter Fürsorge und zarten Farben für das Kind vorbereitet wird, braucht kein Preisschildchen. Dies gilt vor allem für das Stillen, worüber eine Hebamme einmal sagte: »Deine Muttermilch ist das flüssige Gold, das dein Kind wirklich reich macht.«

Wir haben in diesem Kapitel bereits über die Frage des Lebensstils gesprochen und darüber, dass es auch noch eine andere Qualität gibt, über die wir uns mit dem Kind verbinden und seine Ankunft vorbereiten können. Wir sahen, dass, wenn ein Mann oder eine Frau an sich selbst arbeitet und ›schöne‹ menschliche Qualitäten entwickelt, dies für die Lebenssphäre des Ungeborenen eine große Bedeutung hat. Wenn eine gesunde Frau, die sich vernünftig ernährt, schwanger werden will, hat sie im Grunde alles ›im Haus‹, was ein Kind benötigt. Wenn ihr Partner liebevoll, fürsorglich und engagiert ist, dann ist es um dieses Haus herum außerdem noch sicher, warm und geordnet. Das ist kein äußerer Luxus, sondern eine Art von *Güte*. Wie wir bereits sahen, erstreckt sich diese Qualität der Güte vom körperlichen Bereich hin in das Gebiet der Taten, Gefühle, Gedanken und der geistigen Orientierung.

Doch es geht nicht nur um uns und das, was wir selbst aus unserem Inneren heraus einbringen. Es ist ebenso wahr, dass die gesamte Außenwelt, die Kultur und die Gesellschaft, in der wir leben, ebenfalls unterschiedlichste Bedingungen beisteuern. Die Natur um uns, das Klima an unserem Arbeitsplatz, die Medien, die großen Ereignisse auf der Weltbühne bis hin zur Familie, der Nachbarschaft und der Behausung – all das bildet einen Strom von Einflüssen, der – hoffentlich – viel Güte in sich trägt und mitbringt.

Wieder so eine Feststellung, die wenig Freiraum lässt. Eine unbequeme Wahrheit ... Heißt das nicht, dass wir uns außer uns selbst auch noch mit der Qualität unserer gesamten Lebensumgebung auseinandersetzen müssten? Daran können wir doch häufig gar nichts ändern?

So kann eine schwere Last aus Schuldgefühlen und Unfähigkeitserlebnissen auf uns zukommen, gegen die wir uns mit Recht wehren. Aber obwohl der geschilderte Ausgangspunkt eine unverrückbare Tatsache ist,

wäre der Aufbau eines Schuldgefühls oder gar von Angst völlig unsinnig. Dass wir selbst und alles, was uns umgibt, unvollkommen sind, häufig auch unwissend, ist eine allgemein menschliche Gegebenheit. Dies gehört zu dieser Welt. Und jedes Menschenkind, das geboren wird, verlässt eben eine Engelwelt und tauscht sie ein gegen eine menschliche Umgebung.
Warum sollten wir uns dennoch damit auseinandersetzen?

Der entscheidende Punkt bei dieser Erkenntnis besteht in der freudigen Feststellung: *Wir können auch für die ungeborenen Kinder sorgen, ihnen helfen und sie lieben, ob wir nun ein Kind bekommen werden oder nicht. Wir können mit ihnen zusammenleben, auch in dieser Welt, in der es viel Chaos und ungünstige Einflüsse gibt. Wenn wir dieses Bewusstsein pflegen, kann jeder dazu beitragen, in warmem Engagement die Atmosphäre für die ungeborenen Kinder zu reinigen.*

So entsteht eine Chance, die viele gar nicht kennen und aus der sich viel Schönes entwickeln kann. *Das* ist von allergrößter Bedeutung, nicht all das, was wir noch *nicht* geschafft haben. Wenn viele Menschen in der Lage sind, sich mit jener Welt zu verbinden, zu der Weisheit und Liebe die Tore öffnen, so kann in der Umgebung der Erde ein vielfarbiger Regenbogen der Güte entstehen, durch den sich die ungeborenen Kinder hier willkommen fühlen.

Eigeninteresse oder etwas anderes?

Eine liebevolle Umgebung kann eine starke Anziehungskraft auf ein liebevolles Menschenkind ausüben, so wird mancher im Stillen denken. Wenn man also versucht, eine solche Umgebung zu schaffen, bekommt man auch ein ›besseres‹ Kind ... Doch so einfach liegt die Sache zum Glück nicht. Liebevolle Eltern bekommen regelmäßig Kinder, die gerade die Liebe erst noch entwickeln müssen und aufgrund ihrer Unfähigkeit gerade bei diesen Eltern geboren werden wollen. Daneben schwingt in der genannten Überlegung weniger das Interesse des Kindes, sondern stark das Eigeninteresse der Eltern mit. Ein subtiler Egoismus ist natürlich genauso lieblos wie grobe Vernachlässigung. Man soll sich nicht nur deswegen anstrengen, weil man dann möglicherweise das ›optimale‹ Kind bekommt.

Auch könnte die Frage auftauchen, warum man sich eigentlich für die Ungeborenen so viel Mühe geben soll. Warum sollen wir so viel Güte und Licht in uns erzeugen, wenn wir vielleicht gar kein Kind bekommen, oder wenn nicht einmal garantiert ist, dass wir dadurch ein gutes und liebes Kind bekommen werden?

Ein Kind ist ein Kunstwerk

Wenn wir etwas besonders Schönes oder etwas sehr Teures gekauft oder geschenkt bekommen haben, werden wir sehr gewissenhaft damit umgehen. Vor allem dann, wenn wir es uns schon lange gewünscht haben und lange darauf warten mussten, oder wenn es schwierig zu bekommen war, beispielsweise weil es sich um ein Unikat handelt. Wird dieses einzigartige Geschenk uns dann auch noch persönlich vom Künstler überreicht, vollführt unser Herz einen Freudensprung.

Wenn wir aber schließlich einen solchen Gegenstand besitzen, werden wir uns fragen, wie wir mit diesem einzigartigen Kunstwerk umgehen müssen. Wir werden dafür sorgen, dass es nicht beschädigt wird, und sorgfältig einen Ort suchen, an dem es optimal zur Geltung kommt. Vielleicht muss das Licht in einer bestimmten Weise darauf fallen, vielleicht richten wir sogar unser Haus anders ein, damit das Kunstwerk gut zu sehen ist, jedes Mal aufs Neue.

Dieses Beispiel zeigt, wie man ein ungeborenes Kind betrachten kann. Ein Menschenkind ist ein unglaubliches Wunder, das Entstehen eines neuen Lebens ebenso. Auf wunderbare Weise weben unzählige unsichtbare Fäden an einem neuen Körper. Warum geht dies so häufig gut? Wie ist es möglich, dass ein Lebenskeim entsteht, wenn man als Mann und Frau miteinander verschmilzt? Ein Lebenskeim, der genau weiß, was geschehen muss und was aus ihm entstehen soll? Wie kann so etwas

Kompliziertes wie ein menschliches Ohr aus einer Eizelle und einem Samen entstehen? Wer und was wirkt da?

Wenn wir uns mit diese Fragen ernsthaft beschäftigen, mag es uns bewusst werden, dass das Baby in unserem Arm ein einzigartiges, wertvolles Kunstwerk ist, das uns persönlich anvertraut wird. Natürlich sorgen wir gut dafür, dass es nicht beschädigt wird, dass es zu seinem Recht kommt und auch im rechten Licht betrachtet wird. Dabei ist es vollkommen natürlich, dass wir uns und unser Verhältnis zu unserem Partner wie auch unser Leben insgesamt voller Ehrfurcht und Respekt neu organisieren, sodass das Kunstwerk den angemessenen Ort finden kann. Wer würde schon ein solches Kunstwerk, das ihm geschenkt wurde, in einer verstaubten Ecke unbeachtet herumstehen lassen?

Wenn ein Neugeborenes ein einzigartiges Kunstwerk ist, erübrigt sich eigentlich die Frage, warum liebevoll an der Atmosphäre gearbeitet werden muss, mit der man ein Kind umgibt ...

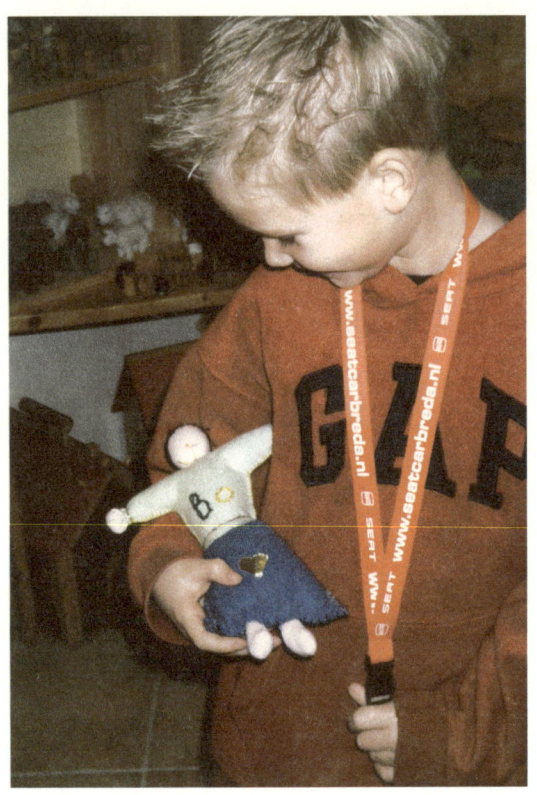

Ein Junge, der zur Therapie zu mir kam, wusste eines Tages plötzlich, dass er unbedingt eine kleine Puppe herstellen wollte, mitten in seiner sonstigen spielerischen Betätigung. Zunächst wusste er nicht warum, doch dann sagte er immer wieder, dass es seine neue Schwester sei. Als die Puppe fertig war, wurde auch seine echte neue Schwester geboren, und ihr Name musste auch auf die Puppe geschrieben werden. Auf unserem Foto sehen Sie diesen Jungen, wie er in rührender Weise mit dem Abbild seiner Schwester verbunden ist, an dem er intuitiv bis zur Woche vor ihrer Geburt mitgearbeitet hatte.

Schließlich musste die Puppe unbedingt noch Füße bekommen, und damit konnte sie dann wirklich in die Welt eintreten! Als ich die Eltern um ihre Abdruckgenehmigung gebeten hatte, kam dies auch dem Jungen zu Ohren. Er war darauf besonders stolz.

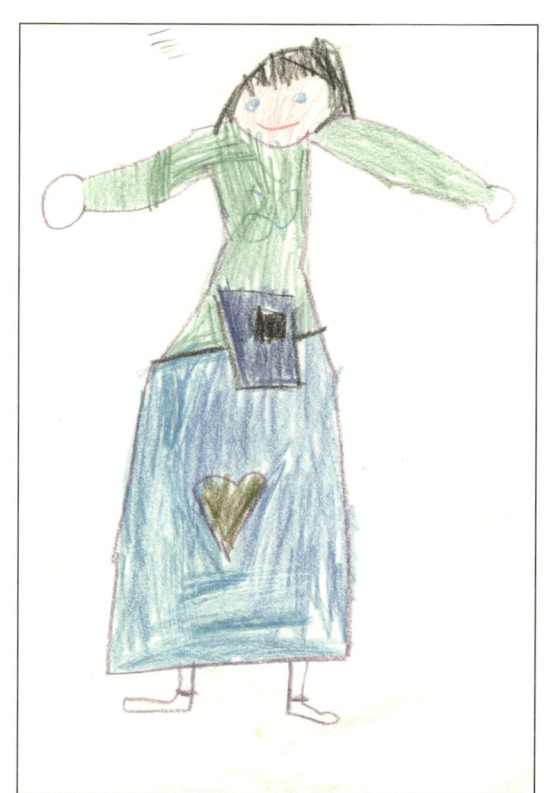

Hier ist die ursprüngliche
›Bauzeichnung‹ zu sehen,
die der Junge für seine
Babypuppe anfertigte.

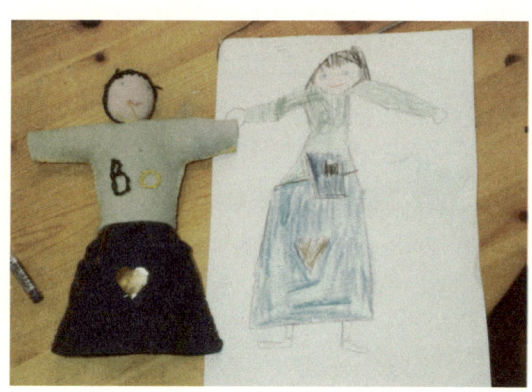

Hier wird sichtbar, wie die
Puppe von oben nach
unten wächst. Rührend ist
auch das warme Herz im
Schoß der Puppe.

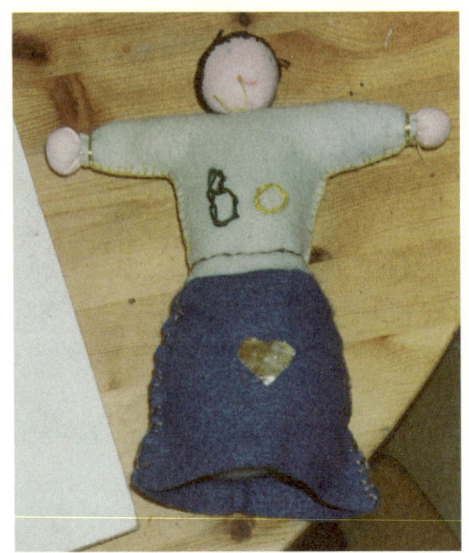

Auffallend ist, wie ›fertig‹ die Puppe ist, während sie noch immer keinen Boden unter den Füßen erfahren kann, weil ihr die Füße noch fehlen. Wie geschildert, durften die Füße auf keinen Fall vor der letzten Woche der Schwangerschaft angebracht werden. Der Junge brachte auf diese Weise denselben Vorgang zum Ausdruck, den die Hebammen als das Sich-Senken des Kindes bezeichnen.

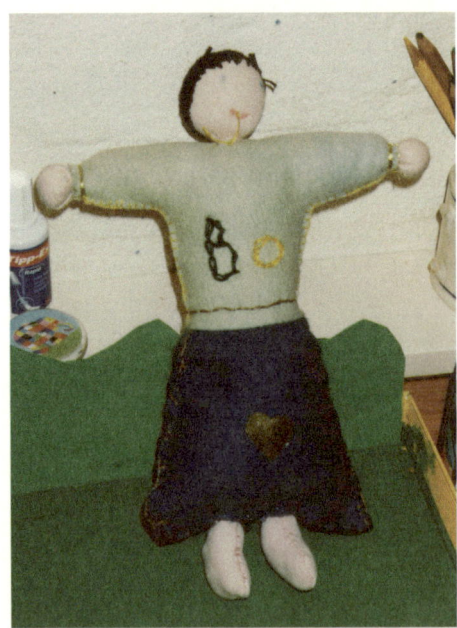

Das Ei ist gelegt, die Puppe ist fertig und das Kind geboren. Nicht zufällig steht die Puppe auf diesem Foto ›auf eigenen Beinen‹.

Ist ein Kind wirklich ein Wunder?

Wir leben im 21. Jahrhundert. Haben wir nicht längst entdeckt, wie das menschliche Leben entsteht? Man hat eine Samenzelle und eine Eizelle, man fügt sie zusammen, sie teilen und vervielfältigen sich und entnehmen der DNS das Erbgut, und das ist es dann. Da ist das neue Kind. Ein kunstfertiger Arzt kann einen großen Teil dieses Prozesses ohne die Beteiligung eines Mannes oder einer Frau einleiten. Ein Reagenzglas am Anfang und ein Brutkasten am Ende, falls notwendig. Die erblichen Gene sind die Bauzeichnungen, sie kommen von den Eltern und geben ihre Informationen an das Kind weiter. So sieht unser Allgemeinwissen darüber aus, und all das ist sonnenklar und bewiesen. Was sollen hier komplizierte und unangenehme Fragen?

Eine ganze Menge von dem, was auf diesem Gebiet durch das Mikroskop und das wissenschaftliche Denken entdeckt wurde, ist wahrnehmbar und wahr. Es gibt eine Eizelle, es gibt das Erbgut und so weiter. Doch ersetzt dieses Wissen alles, was bis dahin darüber gedacht wurde? Das würde bedeuten, dass die Menschheit viele Jahrtausende lang dumm gewesen wäre und sich fundamental getäuscht hätte. Es würde bedeuten, dass der Mensch erst im letzten Jahrhundert das ›Licht‹ erblickt hätte, und dass alle bekannten Völker und alle bekannten Kulturen und alle geistigen Führer bis dahin dumm, unwissend und abergläubisch waren. Ist demnach alles Wissen der Menschheit bis zum Zeitalter der Retorte Unsinn? Sind alle Geschichten vom Storch, dem Blumenkohl und den Engeln reine Fantasie?

Das 20. Jahrhundert

Das 20. Jahrhundert ist von einem großen Aufschwung im Bereich der Erforschung des materiellen Daseins gekennzeichnet. Wir sind genau wie Gulliver auf seinen Reisen bis in die kleinsten physischen Teilchen vorgedrungen, und zugleich haben wir uns in den unendlichen Kosmos hinausbewegt. Wir wurden gewissermaßen winzig klein und riesig groß zugleich. Aus allen Wahrnehmungen und aus allem Vernunftdenken ergab sich eine Menge von Faktenwissen, das uns nun völlig erfüllt und prägt. Nicht zufällig kennzeichnet das 20. Jahrhundert sich zugleich auch durch ein unglaubliches Wissen über das *Töten* von Menschen. Noch niemals vor diesem Jahrhundert gab es weltumspannende Kriege. Es gab weltweite Naturkatastrophen, doch keine von Menschen ausgelösten Weltkriege. Die Menschheit lernte auf globaler Ebene, massenhaft und ohne Ansehen der Person zu töten. Die Atombombe, die Gaskammern, das Giftgas – es sind bis zur höchsten Perfektion getriebene Arten, effizient Menschen umzubringen.

Diese Tatsache lehrt uns: All das Wissen, das im 20. Jahrhundert entwickelt wurde, ist zwar beeindruckend, doch es befasst sich vor allem mit der materiellen, physischen, äußeren und somit ›toten‹ Seite der Angelegenheit. Könnte es nicht so sein, dass wir im 20. Jahrhundert das eigentliche *Leben* noch überhaupt nicht begriffen haben? Zwar scheinen wir es an allen Enden manipulieren zu können, doch wissen wir wirklich, was wir da tun? Und schaffen wir dann wirklich Leben? Ein Wissenschaftler kann ohne lebendige Organismen nichts ausrichten. Aus toter Materie vermag er kein Leben zu schaffen. Er kann zwar mit einer lebenden Ei- und einer lebenden Samenzelle sehr viel erreichen, doch er kann sie nicht herstellen. Ihre Vereinigung, Manipulation und vollständige Kontrolle bedeuten noch nicht ihre Erzeugung.

In Wirklichkeit lehrt uns also ein Blick auf das Wissen, das unsere Kultur angesammelt hat, dass wir das Leben nicht *machen*, sondern es *empfangen*. Die Möglichkeit dagegen, Leben zu beenden, haben wir uns in umfassender Weise angeeignet.

Kunstwerk und Künstler

Jedes Menschenkind wird als etwas Neues gedacht. Die Idee für jeden Menschen führt zu einem einzigartigen Kunstwerk. Dieses können wir nicht realisieren, es war, ist und bleibt das Werk der Engel. Dieses Engelwerk ist der eigentliche Lebenskeim für den lebendigen Körper. Dieser Bauplan wird niemals kopiert, wie wir es tun würden, sondern er wird nach einer ursprünglichen, weisheitsvollen Idee jedes Mal aufs Neue geschaffen. Dann fügt sich alle Substanz planvoll zusammen. Wie ein Magnet zieht der Lebenskeim alle Substanz an, die notwendig ist, und unsichtbare ›Bauarbeiter‹ bauen in meisterhafter Weise an dem neuen Körper für das neue Menschenkind. Die Folgen dieser Tätigkeit werden unter dem Mikroskop als physische Realität sichtbar.

Eizelle und Samenzelle sind besonders offene Materie. Da ist noch gar nichts festgelegt, auch wenn wir das häufig glauben. Sie kann sich noch in ganz viele unterschiedliche Richtungen entwickeln, fast nichts steht bei der Konzeption bereits fest. Vielleicht wissen wir intuitiv, wie unser Kind aussehen wird, doch das bedeutet, dass wir mit dem Engel des Kindes verbunden sind, der in den gestaltbildenden Prozessen aus den noch ungeformten ersten Zellen heraus wirksam ist. Am Anfang ist die Eizelle, die sich um die Samenzelle herum schließt, noch wie der Ton, den wir entlang mancher Flussufer finden. Wir wissen, dass daraus Bausteine hergestellt, Gefäße oder schöne Kunstwerke getöpfert werden können. Aber dies kann genauso gut unterbleiben. Es hängt von uns ab.

So hängt es von den höheren Wesen ab, was aus dem ›Keim-Ton‹ gebildet wird, den die Eltern zur Verfügung stellen. Was wird daraus werden? Die mathematische Begabung der Eltern oder eher die künstlerische? Oder beide? Oder keine von beiden? Endlose Reihen von Entscheidungen sind notwendig, damit die wirkenden Engel aus den vorhandenen Baumaterialien einen passenden Körper weben können. Sie sind diejenigen, die die Entscheidungen aufgrund des Bauplans treffen, der jeweils zum Ungeborenen passt. Voller Weisheit wird so der wertvolle Gedankenplan aus dem Kosmos in den keimenden Körper eingewoben.

Als Folge dieses Prozesses wird der eine Mensch in diesem einzigartigen Leben jenen einzigartigen Körper haben, der ihn in die Lage versetzt, ein sinnvolles und beabsichtigtes Leben zu führen. Kein Mensch ist weiser als diese Engelarbeit. Und obwohl man vor dem 20. Jahrhundert möglicherweise sehr viel weniger von diesem ›Ton‹ wusste, ist es deutlich, dass die Menschheit immer ein Wissen davon hatte, dass es sich hier um eine Form einer höheren Tätigkeit handelte, der gegenüber nur Ehrfurcht und Respekt am Platze waren.

In der heutigen Zeit können wir uns wiederum ein Gefühl für diesen Prozess aneignen, wir können ihn respektieren und lieben lernen. Dann wissen wir, dass der Körper einen Tempel für den Geist darstellt, genauso, wie es die Menschen in den alten Kulturen sahen, und dann fügen wir das Wissen und die Wahrnehmungen hinzu, die wir selbst erworben haben. So ist das äußere Wissen in ein inneres Wissen eingebettet.

Mit diesem Engelwerk und Engelweben, für das wir allmählich ein Gefühl entwickeln und mit dem wir immer stärker vertraut werden können, werden wir äußerst sorgfältig umgehen. Denn darin finden wir schließlich den einzigen Grund, uns so intensiv wie möglich für die Gestaltung der Lebenssphäre des ungeborenen Kindes einzusetzen.

Wir finden darin auch die Antwort auf eine bereits früher gestellte Frage. Wir engagieren uns nicht aus der Absicht, ein Kind zu bekommen, das so gut, so schön und so klug wie möglich ist. Wir tun es nicht aus Angst oder aus Egoismus. Wenn wir auch nur ein kleines Bisschen davon begreifen, was ein Ungeborenes ist und wie der Körper eines Kindes gebildet wird, dann werden wir es wie selbstverständlich aus dankbarer Liebe für die Welt tun, die wir nicht sehen und die doch fortwährend neues Leben schenkt.

Wir beginnen zu begreifen, dass ein gesunder Lebensstil, ein Arbeiten am inneren Gleichgewicht und ein liebevoller Umgang mit dem Partner bzw. der Partnerin und der Welt die letzten Glieder in einer Kette sind, die im wahrsten Sinne des Wortes ihresgleichen nicht kennt.

Fehlgeburten einordnen

Wenn Sie schwanger werden, ändert sich vieles. Der Körper produziert andere Hormone, und viele kleine Unterschiede in der Art und Weise, wie Sie sich selbst erleben, deuten auch in seelischer Hinsicht darauf hin, dass ein Veränderungsprozess in Gang gekommen ist. Vielleicht fühlen sich Ihre Brüste gespannt an, vielleicht ist Ihnen bereits gelegentlich übel oder Sie brauchen viel Schlaf. Vielleicht haben Sie mehr als sonst das Bedürfnis, einfach nur still zusammen mit Ihrem Partner zu Hause zu sein. Sie können sich sehr froh und voller Erwartung fühlen oder aber unsicher und durcheinander. Sie reden, sinnieren und lesen über Schwangerschaften und Babys, und überall in Ihrer Umgebung wird bereits emsig nachgerechnet, wann Ihre Eltern Opa und Oma werden, wann Sie in den Mutterschutz gehen werden und so weiter.

Und dann kann nach einigen Wochen oder sogar Monaten genau das Gegenteil eintreten. Vielleicht bekommen Sie Blutungen und der Blutverlust deutet auf eine nahende Fehlgeburt hin, oder Sie verlieren das Kindchen fast unbemerkt in einem frühen Stadium. Es kann auch sein, dass sich bei einer ärztlichen Kontrolle während der Schwangerschaft herausstellt, dass es nicht mehr lebt.

Wenn Sie plötzlich nicht mehr schwanger sind, dann sind Sie nicht nur sehr traurig, sondern auch sehr durcheinander. Es wird in sechs, sieben oder acht Monaten nun doch kein Kind zu Ihnen kommen. Dies bedeutet eine große Leere im Innern, alle Ihre Gedanken und Gefühle müssen sich neu orientieren. Alles fühlt sich leer, sinnlos, misslungen an. Wer versteht Sie jetzt? Sie wussten doch, dass so etwas in den ersten Monaten passieren kann. Der Arzt beschränkt sich auf den medizinischen Aspekt und wird Ihnen zumeist freundlich sagen, dass »nichts

Ungewöhnliches passiert ist«, dass Sie gesund sind, was einfach bedeutet: »Versuchen Sie es ein weiteres Mal.« Oder, wie ein Krankenpfleger es einmal ausdrückte: »Es ist genau wie mit Korn, das ausgesät wird: Manchmal geht es auf und manchmal auch nicht.«

Dies sind nicht die Reaktionen und Äußerungen von Menschen, die jemals selbst eine Fehlgeburt erlebt haben. Denn dann würden die Betreffenden begreifen, dass ein Kind nach einer kurzen Schwangerschaft bereits als vollkommen ›echt‹ erfahren wird, dass Sie ihm begegnet sind, dass Sie es gespürt und in die eigene Lebensperspektive aufgenommen haben. Sie sahen sich bereits vor sich, wie Sie Ihr Kind in die Wiege legten, wie Sie es wickelten und Ihr Partner und alle anderen sehr froh darüber waren. Und Sie bemerken einfach, dass Sie es schrecklich vermissen.

Es muss Ihnen das Recht zugestanden werden, traurig zu sein, Abschied nehmen zu können und zu trauern. Bitten Sie darum, wenn Sie es auch nur einigermaßen wollen und glauben, es aushalten zu können, dass Sie alles, was Sie geboren haben, sehen und ihm begegnen dürfen. Dies ist nur dieses einzige Mal möglich, und häufig wird in der ganzen Hektik vergessen, diese Frage zu stellen – und dann ist bereits alles vorbei.

Ich hatte selbst eine Fehlgeburt mit einem Kind, das bereits sechzehn Wochen alt war. Eine echte kleine Mini-Geburt, komplett mit Wehen und allem, was dazu gehört, die dazu führte, dass ich ein totes Kind gebar. Der Arzt, der inzwischen eingetroffen war, war sich sicher, dass es für mich viel besser sei, nicht zu Gesicht zu bekommen, was ich da geboren hatte, doch ich bestand darauf, mein Kind zu sehen. Denn es war *mein Kind*, auch wenn es tot war. Es war ein lang gestrecktes, schmales Kind mit einem Körper, der etwa fünfzehn Zentimeter groß war. Es war ein sehr schöner und makelloser kleiner Junge, und er war eindeutig tot. Die Farbe des Todes habe ich niemals so deutlich wahrgenommen wie damals. Sowohl das Wahrnehmen der Realität des Wunders, das da in meiner Gebärmutter herangewachsen war, wie auch das Stagnieren des Lebens wurden auf diese Weise ganz unmittelbar erfahrbar. Das mag vielleicht seltsam und unheimlich klingen, wenn man es sich so klarmacht. Doch für mich war es eine echte Stütze.

Vor kurzem noch hörte ich die Geschichte einer sehr frühen Fehlgeburt, die bereits nach einigen Wochen stattgefunden hatte. Dabei war die Frucht in der Plazenta in ihrer Gänze sichtbar, und die zarten, wunderbaren Farben hatten einen tiefen und trostreichen Eindruck hinterlassen. Wenn man nichts sehen will oder kann und nur *weiß*, dass man eine Fehlgeburt erlitten hat, dann kann auch das sehr unheimlich sein! Die Notwendigkeit, die Fehlgeburt zu verarbeiten und die Gefühle und Gedanken aufs Neue zu ordnen, profitiert von einer Wahrnehmung, die klar und reell ist. Das Chaos in unseren Gefühlen hört meistens dann auf, wenn wir der Realität gegenüberstehen.

Wie immer Sie sich entscheiden, ob Sie alles bewusst betrachten und erleben wollen oder gerade nicht: Bestehen Sie darauf, dass Ihre Wünsche ernst genommen werden und dass nichts über Ihren Kopf hinweg entschieden wird. Von großer Bedeutung kann es auch sein, zu wissen – vor allem bei einer späten Fehlgeburt –, was mit Ihrem Kindchen geschieht. Viele Krankenhäuser verfügen über ein eigenes kleines Krematorium, wo unter anderem die viel zu früh geborenen und verstorbenen Föten kremiert werden. Es hilft gegen spätere Zweifel und Angstfantasien, wenn Sie keine Angst zeigen und ruhig die entsprechenden Fragen stellen.

Außerdem ist es besonders wichtig, dass Sie mit Ihrem Partner vereinbaren, wie, wann und wem die Sache erzählt wird. Es ist unangenehm, den Nachbarn, den Eltern der Krabbelgruppe, den Familienmitgliedern, Freunden und so weiter immer wieder dieselbe Geschichte erzählen zu müssen.

Am besten ist es, sich einige Menschen Ihres Vertrauens auszuwählen, denen Sie Ihre Geschichte erzählen und die Sie bitten können, sie weiterzuverbreiten. Überwinden Sie danach den Widerwillen, sich wieder hinauszubegeben, Menschen zu begegnen und den Lebensfaden selbst wieder aufzugreifen. Unbewusst wirkt das verstorbene Kind auf Ihr eigenes Lebensgefühl ein, und es kann durchaus sein, dass Sie eine starke

Entwurzelung empfinden und die Neigung entwickeln, sich zurückzuziehen. Im Grunde bedeutet das, dass Sie ihrem Kindchen in einer gewissen Weise ein wenig ›nachsterben‹. Geben Sie dem nicht nach! Es hilft weder Ihrem Kind noch Ihnen selbst.

Kann eine Fehlgeburt einen Sinn haben?

Die Erkenntnis, dass eine Fehlgeburt nicht einfach nur Pech ist, kann von unschätzbarem Wert sein. Manchmal wiederholen sich Fehlgeburten, und dann vertieft das Leid sich noch mehr, vor allem, wenn Sie nicht wissen, dass eine Fehlgeburt eine sinnvolle Bedeutung in sich trägt. Wir wollen einige Gesichtspunkte dazu andeuten.

Zunächst einmal gibt es Kinder, die die Erfahrung brauchen, sich für eine kurze Zeit mit einem Körper und dem neuen Erdenleben zu verbinden, um die Kraft und den Mut daraus zu beziehen, den sie brauchen, um sich tatsächlich mit dem künftigen Leben zu verbinden. Vielleicht handelt es sich um eine Menschenseele, die sehr kosmisch und geistig ist und die es nicht leicht hat, hier Wurzeln zu schlagen. Vielleicht handelt es sich aber auch um eine Menschenseele, die gewissermaßen noch ein wenig in einem früheren Leben ›hängen geblieben‹ ist und die nicht in einem Ruck ›umschalten‹ kann. Oder sie hat eine Scheu beziehungsweise Abneigung gegen die Aufgaben, die die Kultur und das künftige Leben mit sich bringen.

Auch wir selbst bedürfen gelegentlich bestimmter Situationen, die wir zur ›Übung‹ durchnehmen, bevor wir die Herausforderung selbst tatkräftig angehen. Auch wir kennen unsere Probefahrten, Praxistests, Praktika und Generalproben. Es ist mir häufig aufgefallen, dass Kinder, die nach einer oder mehreren Fehlgeburten geboren wurden, häufig auch nach der Geburt bei Übergängen einen besonderen erzieherischen Anstoß brauchten. Als ob sie, aus welchem Grund auch immer, die Neigung, vor dem Neuen zurückzuschrecken, quasi als Struktur in sich trügen. Bei Freunden übernachten, eine neue Schule, eine sportliche

Herausforderung, zum ersten Mal selber einkaufen bis hin zum allmorgendlichen Wachwerden – all das sind ›kleine Geburten‹, die Widerstände mit sich bringen können. Übung macht den Meister, sagen wir. Die niederländische Sprache drückt dies noch schöner aus: Übung gebiert Kunst. In diesem Sinne gebiert Übung auch Kinder, so könnte man sagen.

Durch eine Fehlgeburt wird der Kinderwunsch der Eltern häufig auch viel bewusster und stärker, als es bei der ersten Entscheidung der Fall war. Die Sehnsucht, die Verbindung und die Liebe zum ungeborenen Kind wachsen häufig erheblich, wenn Sie erleben müssen, dass ein Kind sich wieder verabschiedet und es zu einer Fehlgeburt kommt. Sie können das Gefühl haben, dass ein Kind diese enorme Erfahrung, zutiefst erwünscht zu sein, noch intensiver braucht, als es bei der ersten Schwangerschaft der Fall war, um sich noch stärker mit den Eltern und dem Leben verbinden zu können.

Und natürlich kann es auch immer so sein, dass tatsächlich mit dem kleinen Körper in der Gebärmutter etwas nicht in Ordnung war, wodurch dieser sich nicht so entwickelte, wie es beabsichtigt und für das Kind notwendig gewesen wäre. Dann wird das gesamte Gewebe wieder aufgelöst und von Neuem aufgebaut, in Übereinstimmung mit dem Originalentwurf.

Aus dieser Realität lässt sich mehr oder weniger auch die Annahme ableiten, dass in den Fällen, in denen beim Ungeborenen irgendetwas nicht stimmt – im Sinne eines abweichenden Chromosoms oder anderer körperlicher oder geistiger Beeinträchtigungen –, es sich überhaupt nicht um einen Gewebefehler handelt, der eigentlich nicht vorhanden sein dürfte. Wäre das Haus des Körpers wirklich unbewohnbar und unerwünscht, dann hätte das Kind es schon selbst aufgegeben. Wir stehen lediglich vor der Schwierigkeit, uns vorstellen zu müssen, dass sich jemand für ein Leben in einem hässlicheren, dümmeren, unvollkommeneren Körper als dem des Durchschnittsmenschen entscheidet. Und dies sagt eigentlich mehr über unsere materialistischen und von Nützlichkeitserwägungen bestimmten Gesichtspunkte als über die

Realität des Lebens selbst. Denn wir entwickeln selbst ebenfalls die meisten Kräfte durch die Überwindung von Widerständen, aufgrund schwieriger Erfahrungen oder durch Menschen, die uns das Leben sauer machen! Nicht dass wir darüber immer froh wären oder uns bewusst dafür entschieden hätten, doch die Ehrlichkeit gebietet es eigentlich, festzustellen, dass der strenge Lehrer, der uns viel abforderte, uns am meisten beigebracht hat. So verhält es sich auch bei einer abweichenden Körperlichkeit und einem Mangel an Fähigkeiten: Die Menschenseele, die sich ein solches ›Kleid‹ anzieht, ist voller Eifer und möchte viel lernen, erfahren und entwickeln.

Eine Fehlgeburt bemerken Sie manchmal fast gar nicht, wenn Sie stattfindet, nachdem Sie erst ganz kurz schwanger waren. Doch wissen viele Frauen sehr wohl, dass sie schwanger gewesen sind. Etwas Undefinierbares hat sich dann im Innern geändert, und dies bleibt auch so. Zum Glück ist es innerhalb unserer Kultur selten, dass ein Kind viel später als nach drei oder vier Schwangerschaftsmonaten, am Ende der Schwangerschaft oder während der Geburt stirbt. Auf alle Fälle kann die Erkenntnis eine enorme Erleichterung und ein großer Trost sein, dass die Kinder, die sich bereits so intensiv mit Ihnen verbunden hatten und doch nicht weiterleben, sich nicht in nichts auflösen. Manchmal inkarnieren sie sich rasch danach aufs Neue bei Ihnen, manchmal auch nicht. Doch sie bleiben, wie auch immer, im Tiefsten mit uns verbunden, es bleiben doch unsere ›Menschen-Kinder‹.

Diese Erkenntnis kann einen tief berühren, wenn man Menschen davon erzählen hört, die erfahren haben, wie viel von dem, was sie in ihrem Leben entwickelt haben, durch die Hilfe ihrer verstorbenen Kinder wachgerufen und ermöglicht wurde. Ungeborene Kinder sind echte Engel-Helfer. Sie sind beim Tor der Geburt keine Babys, sondern Menschenseelen. Alle Anstrengungen, die den Verstorbenen und den Ungeborenen dienen, den aufsteigenden und den absteigenden Menschenseelen, sind von Engeln umhüllt und begleitet. Und die »Mitternachtsgeborenen«, wie Goethe die Kinder nannte, die aufgrund einer Frühgeburt gestorben sind, helfen den Engeln, sie helfen bei allem mit, was neu gedacht und geschaffen werden will. Dies tun sie auch im Leben der Eltern und aller anderen, mit denen sie, noch ungeboren, verbunden waren.

Vieles im Leben würde ganz anders verlaufen, wenn die kleinen Engelchen mit ihren Babygesichtern, die man so häufig auf alten Malereien antrifft, nicht vorhanden wären. Durch die hier geschilderten Gedanken und Beispiele können Sie sich darin üben, sich auch bleibend verbunden zu fühlen und sich von Ihrem Kind erfüllt zu wissen, das Sie verloren haben, noch bevor es lebensfähig war.

Das Erlernen der rechten Einordnung von Fehlgeburten bedeutet, dass man einerseits die Erfahrung nicht bagatellisiert und andererseits die sinnvolle Erfahrung, die Ihr ungeborenes Kind suchte, respektiert und dass man das Band mit dem Kind in fruchtbarer Weise weiterbestehen lässt, ungeachtet der Tatsache, dass Sie es nicht oder manchmal erst in einem viel späteren Stadium heranwachsen sehen.

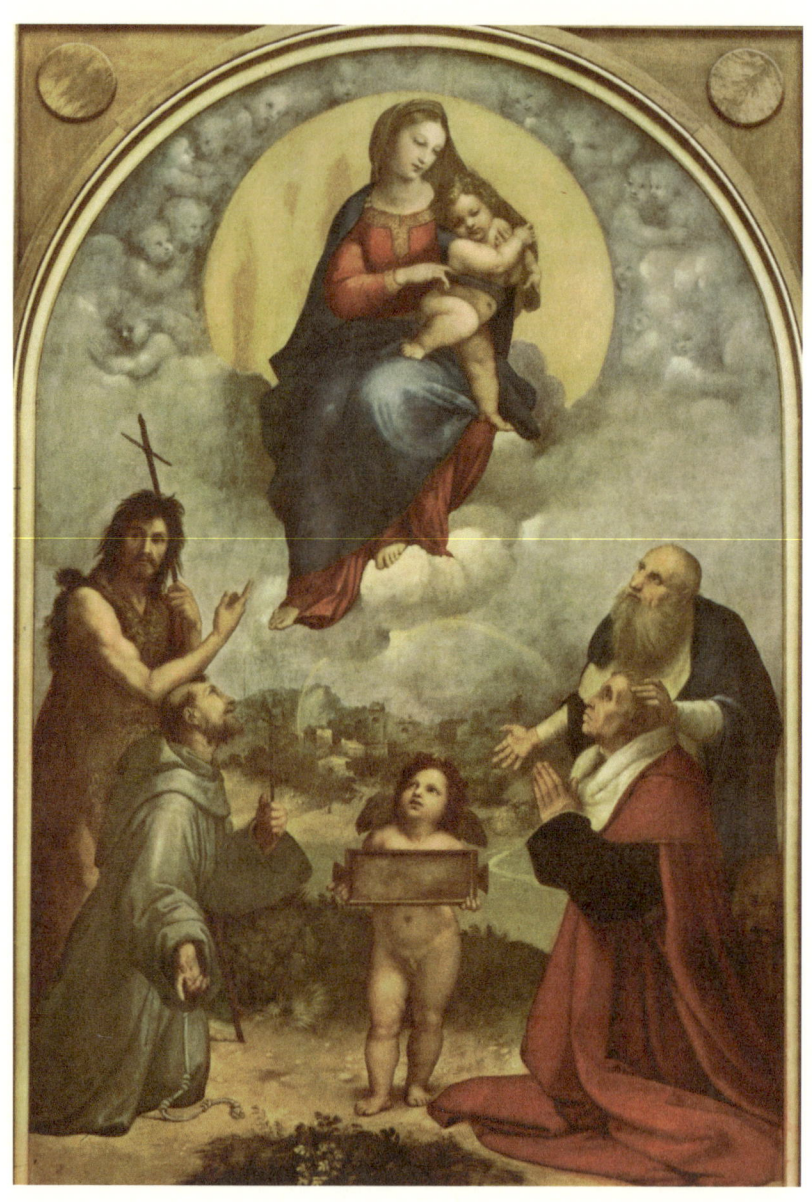

Raffael, Madonna von Folignio (1511–1512). Vatikanische Pinakothek, Rom.

Zum Schluss noch ein Beispiel eines zu früh geborenen Kindes, das nach einigen Tagen starb. Der Vater berichtet von dieser Erfahrung und der daraus entstandenen Verbindung mit seinem Kind:

Beim Sterben eines Kindes

»Unser erstes Kind wurde am 26. März 1973 geboren, drei Monate zu früh. In jener Zeit war die Medizintechnik noch nicht so weit entwickelt wie heute, sodass ein so früh geborenes Kind keine großen Überlebenschancen hatte. Das Kind wurde sofort nach der Geburt in den Brutkasten gelegt. In einer extrem aufgewühlten Verfassung, bis zum Rand voller Fragen, lief ich, als ich das Krankenhaus am Ende des Tages verließ, durch eine belebte Straße zur Bushaltestelle. Dabei kam ich an einer Buchhandlung vorbei, und mein Blick wurde von einem Buch angezogen, das den Titel trug: *Das zweite Lebenslicht*. Wie ein Blitz aus heiterem Himmel wurde mir in diesem Augenblick eine unumstößliche Gewissheit geschenkt: Unser Kind wird wieder in die Welt zurückkehren, aus der es gekommen ist. Wir werden auf ›das zweite Lebenslicht‹ warten müssen. Noch am selben Tag, tief unter dem Eindruck der überwältigenden Erfahrungen, schrieb ich folgendes Gedicht:

Wir werden durch ein großes Geheimnis ganz klein.
Ein Kind kommt, um uns zu verlassen,
und schweigend müssen wir ertragen,
dass das Schicksal waltet.
Vor lauter Frage kenne ich das Rätsel nicht:
Was will ein Kind,
das auf keinerlei Leben hört?
Was wird geboren werden,
aus unserem großen Schmerz?
Wer sagt, dass nicht alles verloren ist?

Wem stehen wir
von Angesicht zu Angesicht
gegenüber?

Wir werden warten
auf das zweite Lebenslicht.

Drei Tage später starb unser Kind. Obwohl wir danach monatelang durch eine Zeit der Trauer hindurchgingen, wuchsen meine Frau und ich durch diesen unerwarteten Tod noch näher denn je zusammen.
In dieser Anfangszeit war unser Kind jeden Tag (und jede Nacht) in unserer Nähe. Und aus dieser Nähe erwuchs der eigentliche Trost.
In den folgenden Jahren wurde die Verbindung mit dem Verstorbenen allmählich schwächer – doch bis heute ist das Gefühl der Verbundenheit mit ihm nicht verschwunden. Auch unsere vier Söhne, die in dieser Zeit geboren wurden, wuchsen in dem Wissen auf, dass es einen Vorläufer gegeben hatte, der uns allen viel bedeutet hatte.
Es dauerte bis in die Neunzigerjahre, bis ich fähig war, anderen von der Geburt und dem Tod unseres ersten Kindes zu erzählen. Davor war das Sprechen darüber zu schmerzhaft – und irgendwie unangebracht. Danach bemerkte ich, dass das Sprechen über diese Ereignisse für andere – insbesondere für Eltern, die selbst mit dem Tod eines Kindes konfrontiert waren – hilfreich sein konnte.
In meinem Beruf als Pfarrer erlebe ich regelmäßig, dass ich an die Grenzen meiner körperlichen und geistigen Möglichkeiten stoße. Gerade in solchen Momenten sind die Hilfe und die Inspiration des Verstorbenen erkennbar, fast greifbar gegenwärtig – wie ich immer wieder konstatieren muss: Das Beste in meinem Beruf verdanke ich ihm.«

Die Verbindung zwischen ungeborenen Kindern und Großeltern

Häufig berichten Eltern von der Verbindung, die zwischen ihren verstorbenen Eltern und den ungeborenen Kindern existiert. Dann sind sie traurig, weil das Kind erst geboren wurde, nachdem Opa oder Oma nicht mehr lebten. Dass ein Großvater oder eine Großmutter ihr Kind nicht mehr kennenlernen und im Schoß halten konnte, ist leidvoll. So etwas ist einfach eine Realität, wenn Ihr Vater oder Ihre Mutter vor der Geburt, ja vielleicht sogar vor der Schwangerschaft bereits verstarben. Aber die Begegnung mit Ihrem Kind haben diese Menschen häufig umso intensiver gehabt: Sie begegneten einander auf der Schwelle, haben einander mit Sicherheit erkannt und wurden einander zur Stütze.

Ein Beispiel: Ein Paar wartete bereits lange auf ein Kind. Zwei mühsam entstandene Schwangerschaften endeten mit einer Fehlgeburt. Auch der Großvater wartete mit Schmerzen auf das Kind. Dieses wurde schließlich gesund und stark geboren, doch erst, nachdem der Großvater bereits gestorben war. Die Mutter wurde durch dessen Krankenlager und Tod stark mitgenommen. Rückblickend sagte sie, es sei gut, dass das Kind auch nicht früher geboren wurde, denn der Tod ihres Vaters hatte ihre letzten Reserven gefordert. Man bekommt hier den deutlichen und starken Eindruck, dass das Ungeborene besser als wir hier auf der Erde begriffen hatte, dass es noch zu früh war, um geboren zu werden, da sein Großvater seine Mutter noch so sehr brauchte.

In meiner Praxis betreute ich einmal einen Jungen, der immer wieder ein Haus malte und baute. Darin waren allerlei Menschen, doch sein Großvater, der bereits vor seiner Geburt gestorben war, befand sich hoch über dem Haus. Das Bauen eines Hauses ist ein Bild für den Vorgang des Bewohnens und Inbesitznehmens des eigenen Körpers. In dieser Kinderzeichnung erkannte ich einen Hinweis darauf, dass das Kind sich an die vorgeburtliche Verbindung mit seinem Großvater erinnerte. Auf die Eltern hatte dieses Bild, nachdem wir es so gedeutet hatten, eine starke und tröstende Wirkung. Solche Verbindungen zwischen denen, die kommen, und denen, die gehen, zeigen, dass ein Sinn darin liegt, wer wann geboren wird beziehungsweise stirbt.

Der Traum einer Großmutter, die keine wurde

Ein Beispiel einer Mutter, die jedoch aufgrund einer Abtreibung nicht zur Großmutter wurde, zeugt ebenfalls von dem tiefen Band, das zwischen Großeltern und einem noch ungeborenem Enkelkind vorhanden sein kann.

Diese Frau berichtete mir, was sie erlebte, als ihre Tochter nach einem flüchtigen Verhältnis unerwartet schwanger wurde. Die Schwangerschaft wurde erst in einem späten Stadium bemerkt. Die Entscheidung für oder gegen das Kind stand aufgrund der kurzen Zeitspanne, die dafür noch zur Verfügung stand, unter großem Druck: Noch eine Woche, und eine Abtreibung wäre nicht mehr möglich gewesen. Die junge Frau wollte ihre Lebensplanung und ihr Studium nicht aufgeben und beschloss, das Kind abtreiben zu lassen. Die Mutter erzählte, dass sie sehr intensiv erlebte, dass diese Entscheidung ihrer Tochter auch ihr Enkelkind betraf und wie real und stark dieses Gefühl gewesen sei. Sie begleitete ihre Tochter trotz dieses Gefühls durch den ganzen Prozess der Abtreibung, wenn auch schweren Herzens.

Sie berichtete, wie sich ihr jede Einzelheit im Umkreis des ganzen Geschehens mit großer und exakter Deutlichkeit bleibend in die Seele einprägte, sodass sie nichts davon vergaß. Sie erinnert sich bis zum heutigen Tage, wo sie war, als sich diese Dinge abspielten, wie sie und andere Beteiligte gekleidet waren und so weiter.

Damals versprach sie ihrer Tochter, sie in jeder Entscheidung, ganz gleich, wie sie ausfiele, zu unterstützen. Weil sie sich auf der einen Seite bereits so stark mit dem neuen Kind in der Familie verbunden hatte, wurde sie von widersprüchlichen Gefühlen heimgesucht. Sie sah andererseits aber auch sehr klar und deutlich die Konsequenzen, die die Schwangerschaft für das ungeborene Kind und ihre Tochter gehabt hätte, wäre sie fortgesetzt worden.

Als ihre Tochter mit Sicherheit wusste, dass eine Abtreibung notwendig sei, begleitete ihre Mutter sie zur Klinik, in dem erschütternden Bewusstsein, dass mit ihnen drei Generationen hineingingen, jedoch nur zwei wieder herauskommen würden. Auch dabei fühlte sie sich hin und her gerissen durch die unterschiedlichen Interessen. Eine Abtreibung würde zwar vieles lösen, doch zugleich würde sie selbst ihr Enkelkind verlieren. Natürlich konnte sich das Blatt noch jeden Augenblick wenden. Doch dies trat nicht ein.

Sie hielt sich also in der Nähe der Abtreibungsklinik auf, in der ihre Tochter mit ihrer ganzen Not lag – und zugleich ihr sterbendes Enkelkind; doppelter Schmerz und doppelte Sorge also. All das machte sie zutiefst einsam. Doch mit wem konnte sie diese Sorgen teilen? In ihrer Umgebung wurde es furchterregend still, und sie wartete und wartete, während ihr klar wurde: »Jetzt bin ich Zeugin des Sterbens eines Menschen, meines Enkelkinds.« Nachdem alles vorbei war, fühlte sie sich vollkommen leer. Die Grabesstille der Klinik hielt an, und auch ihr Schlaf war genauso leer und öde wie am Tag zuvor.

Ihre Tochter erholte sich rasch, und kurze Zeit später konnten beide ihr normales Leben wieder fortsetzen. Die Trauer der ›Großmutter‹, die keine geworden war, legte sich danach jedoch nie mehr ganz. »Das Kind hätte doch einfach bei uns aufwachsen können«, so dachte sie immer wieder.

Außerdem träumt sie in regelmäßigen Abständen von ihrem Enkelkind. Dieses ist in ihren Träumen so groß, wie es beim Ultraschall in Wirklichkeit war. Es lacht seiner Großmutter dann fröhlich zu, lässt sie erleben, dass es ihm gut geht, und winkt fröhlich mit einem winzig kleinen Händchen. Die Oma ist dann davon überzeugt, dass ihr Enkelkind einzigartig und unersetzlich ist. Ihre Trauer kehrt regelmäßig zurück, auch wenn sie nach einem solchen wiederkehrenden, tröstlichen Traum wieder abebbt.

Nicht nur dieses ungeborene Kind ist also in die Welt der Ungeborenen zurückgekehrt; die Mutter der jungen Frau, die zur Großmutter hätte werden sollen, ist in die Welt der Mütter zurückgekehrt. Auch diese schmerzhafte Tatsache ist eine Realität, die sich umso besser verstehen lässt, wenn wir uns klarmachen, dass die Ungeborenen sich nicht nur nach ihren Eltern und dem Leben sehnen, sondern auch nach ihren Großeltern und allen anderen Menschen, die zu ihnen gehören.

Welche Rolle spielt das Alter?

Welches Alter ist am besten geeignet, um Kinder zu empfangen? Wenn Sie zu jung sind, sind Sie noch sehr stark mit sich selbst beschäftigt. Sind Sie dagegen bereits älter, ist Ihre Fruchtbarkeit bereits stark eingeschränkt. Bei solchen Gedanken fällt auf, dass sich dabei alles immer um die Frage dreht, ob es für *einen selbst* der richtige Moment ist, Kinder zu bekommen. Als ginge es nur um die Entscheidung, ob man schwanger wird oder nicht! Dabei geht es doch um die Entscheidung, ob man auch in den nächsten 20 Jahren ein Kind erziehen kann und möchte.

Dies entkräftet natürlich nicht die Argumente, die mit dem Lebensalter zusammenhängen. Tatsächlich lässt die Fruchtbarkeit nach, je älter Sie werden. Zwischen einer Frau von 25 Jahren und einer Frau von 35 Jahren besteht ein großer Unterschied – die erschreckende Abnahme der Fruchtbarkeit. Manche Zahlen deuten auf eine viermal so große Chance hin, im 25. Lebensjahr schwanger zu werden wie im Alter von 35. Im noch späteren Alter nimmt die Fruchtbarkeit noch viel stärker ab, außerdem nimmt die Chance auf Fehlgeburten und Komplikationen zu. Auch die Fruchtbarkeit des Mannes verringert sich, wenn er älter wird. Damit ist es deutlich, dass jeder, der spät Kinder bekommen möchte, in dieser Hinsicht gewisse Risiken eingeht.

Andererseits sind natürlich Kinder, die bei sehr jungen Eltern geboren werden, die eigentlich noch nicht erwachsen genug sind, ebenfalls keine unproblematische Sache.

Ganz unabhängig von diesen Tatsachen gibt es noch andere Gesichtspunkte, die häufig übersehen werden. So zum Beispiel folgende: Sie müssen, wenn Sie 40 sind, bei der Geburt Ihres letzten Kindes davon ausgehen, dass Sie dieses Kind etwa 20 Jahre lang erziehen, Verantwortung für es tragen und ungefähr bis zu Ihrem 60. Lebensjahr damit beschäftigt sein werden. Wenn dieses jüngste Kind studiert, bis es etwa 24 Jahre alt ist, werden Sie unter Umständen noch mit 64 für die Kosten des Studiums verantwortlich sein! Nicht das erste Kind entscheidet über das ›Ablaufdatum‹ der elterlichen Sorge, nein, es wird durch das jüngste bestimmt.

Ich habe die Erfahrung gemacht, dass das Erziehen vor dem 27. bis 28. Jahr nicht leicht ist und dass andererseits insbesondere die körperliche Seite der Betreuung kleinerer Kinder jenseits der 35 immer schwerer wiegt. Die kurzen Nächte, das Tragen, Umräumen und Organisieren ist eben einfacher, wenn Sie noch jung sind. Kinder fordern von uns viel Vitalität und zugleich innere Reife.

Wahrnehmbar ist auch, dass Eltern, die über 50 Jahre alt sind und zum ersten Mal mit Pubertierenden konfrontiert sind, sich inzwischen schon weit von ihren eigenen Erfahrungen und denen der heutigen Jugendkultur entfernt haben. Sie sehnen sich nach Rationalität, Gemütlichkeit und Unabhängigkeit, ihre pubertierenden Kinder dagegen revoltieren gerade gegen all das. Sind Sie über 50, und Ihr drittes oder viertes Kind befindet sich in der Pubertät, so ist dies anders, weil Sie bereits früher Erfahrungen mit dieser Altersstufe machen konnten. Sie sind gewissermaßen durch die älteren Kinder noch auf dem Laufenden. Ein vernünftiges Ziel wäre es demnach, ungefähr mit dem 56. Jahr mit der Erziehung fertig zu sein. Ihr eigenes Alter bringt es mit sich, dass Sie stärker zurückblicken und Dinge abrunden, was in starkem Gegensatz steht zum Vorwärtsstürmen und dem Inangriffnehmen neuer Dinge durch die Jugendlichen.

Wer die Erziehung rechtzeitig abrunden möchte, sollte deswegen nicht allzu spät damit beginnen, Kinder zu haben. Außerdem vermeiden Sie dann ›Wartezeiten‹ und Komplikationen im Umkreis der Schwangerschaft. Das Alter um das 30. Jahr erscheint also als ideal. Sie sind erwachsen und haben eine gewisse Reife erworben und zugleich sind Sie noch jung und fruchtbar.

Dennoch kann und darf diese Erkenntnis nicht zum Dogma werden. Wenn sich zeigt, dass ein Kind sehr gern zu einem Zeitpunkt geboren werden will, wenn Sie viel jünger bzw. deutlich älter sind, sollten Sie den Mut haben, solche verstandesmäßigen Erwägungen zur Seite zu schieben. Es ist immer Gold wert, die Neuankömmlinge empfangen zu können, die so gern bei uns geboren werden wollen. Dann lassen Sie sich von der Frage eines Kindes leiten, das bewusst früher oder aber später geboren werden will, und nicht von Ihrem Eigeninteresse. In solchen Fällen klappt es meistens auch mit der Erziehung und der Pubertät. Das Alter ist also ein wichtiger Faktor, doch man sollte daraus kein ehernes Gesetz machen. Das eigene Herz und das eigene Gewissen sind hier die besten Ratgeber.

Wir haben bereits betrachtet, dass in jedem Kind der Wunsch lebt, zum richtigen Zeitpunkt geboren zu werden. Dazu gehört auch der Gedanke, dass sich die Beziehung eines Kindes mit den übrigen Familienmitgliedern und Freunden stark verändert, wenn es 15 Jahre später geboren wird, als es sein Schicksal eigentlich vorgesehen hatte. Die anderen Kinder im Umkreis dieses Kindes sind dann vielleicht schon viel älter, und es ist dann nicht so einfach, noch zum Spielkameraden für das jüngere Kind zu werden. Daneben bieten Omas und Opas, die um die 80 sind, als Babysitter meistens ganz andere Begegnungsmöglichkeiten als solche, die 65 sind. Oma und Opa gut kennenlernen zu können, das ist ein Geschenk, das immer mehr schrumpft, je älter sie werden. All diese Erwägungen scheinen noch in weiter Ferne zu sein, wenn Sie sich gerade mit der Entscheidung für Ihr erstes Kind befassen, doch es kann hilfreich sein, sich daran zu erinnern, welche Rolle Ihre eigenen Großeltern in Ihrem Leben gespielt haben und ob sie Ihnen in ausreichendem Maße begegnen konnten.

Der Großvater meiner Kinder beispielsweise musste sich einer gefährlichen Operation unterziehen, als er 56 war. Als ich ihn fragte, wie er dazu stand, sagte er: »Ich habe keine Angst davor, zu sterben, doch ich würde so gerne noch meine Enkelkinder aufwachsen sehen.« Zum Glück hat sich dieser Wunsch erfüllt.

Aufwachsen ohne Opa und Oma

Manchmal wachsen Kinder ohne einen oder mehrere Großelternteile auf, weil diese bereits früh verstorben sind. Erzählen Sie Ihrem Kind dann von Ihren Eltern, mit allen kleineren und größeren Gewohnheiten und Eigenarten, die sie besaßen. All die kleinen Geschichten darüber, wie Ihre Mutter kochte oder mit Ihnen Späße machte, wie Ihr Vater mit Ihnen spielte oder manchmal auch etwas an Ihnen tadelte, sind viel wichtiger, als man zunächst glaubt. Sie rufen das lebendige Bild des Großvaters oder der Großmutter vor die Seele des Kindes, denen es selbst nicht mehr begegnen konnte.

Auch für Sie selbst kann es ein großer Trost sein, Ihre verstorbenen Eltern sowohl in die Entscheidung für oder gegen eine Schwangerschaft wie auch in die Erziehung der Kinder einzubeziehen. Nach dem Tod teilen sie noch immer Freud und Leid mit Ihnen, vor allem, wenn Sie selbst dies zulassen. Elternbande verschwinden nicht durch den Tod, und durch die Geburt von Enkelkindern werden sie manchmal sogar noch stärker. Viel Schmerz kann mitschwingen in Bemerkungen wie dieser: »Ach, wenn meine Mutter / mein Vater mein Kind noch hätte sehen können.« Wenn Ihre Eltern Ihr Kind nicht mehr sehen werden, ist dies schmerzhaft für alle Beteiligten, denn die Verstorbenen sehen ihre Kinder und Enkelkinder durchaus. Ob Sie dies selbst auch erfahren können, hängt davon ab, ob Sie Ihre Gedanken und Ihr Herz dafür öffnen.

So wie Sie sich auf die Ungeborenen einstellen und mit ihnen sprechen können, so können Sie auch mit den Verstorbenen umgehen und reden. Letzteres ist sogar viel einfacher, weil Sie einander im Leben so gut gekannt haben. Der Umgang mit Ihrem ungeborenen Kind ist, auch wenn man sich dies nie klarmacht, zugleich eine Vorbereitung auf den Umgang mit geliebten Menschen, die sterben. Die Pforte, die von unserer Welt in die andere führt, ist dadurch geöffnet, und Sie haben bereits ein wenig mit einem Wesen umgehen gelernt, das ›auf der anderen Seite‹ lebt. Es ist eine Wohltat für die Verstorbenen, wenn Sie sowohl ihren Tod akzeptieren als auch ihr lebendiges Fortwirken in neuer Weise in Ihr Leben integrieren.

Künstliche Befruchtung

Wenn es mit dem Schwangerwerden nicht klappt und der Gynäkologe konsultiert wird, kann sich herausstellen, dass ein körperliches Problem vorliegt. Vielleicht sind die Eierstöcke oder die Eileiter der werdenden Mutter verklebt, oder die Samenqualität des Vaters ist nicht ausreichend, oder es gibt ein anderes medizinisches Problem, das eine Schwangerschaft verhindert. Manchmal genügt ein kleiner Eingriff, zum Beispiel im Falle der verklebten Eierstöcke. Doch meistens ist das Ausbleiben einer Schwangerschaft gar nicht medizinisch bedingt. Wie wir gesehen haben, nimmt ab dem 30. Lebensjahr die Fruchtbarkeit der Frau ab, zugleich entscheiden wir uns immer später für Kinder. Wenn Sie das fruchtlose Warten satthaben und sich beim Gynäkologen für Alternativen interessieren, ist es besonders wichtig, sich detailliert darüber informieren zu lassen:

- IUI (Intrauterine Insemination, »künstliche Befruchtung«) ist eine Methode, bei der der Samen des Mannes auf künstliche Weise in die Gebärmutter eingebracht wird.

- IVF (In-vitro-Fertilisation) ist die bekannte Retortenbefruchtungstechnik, bei der Ei- und Samenzellen in einem Reagenzglas zusammengeführt werden und sich dort ohne externe Eingriffe verbinden. Wenn eine Befruchtung stattgefunden hat, werden eine oder maximal zwei Embryos in die Gebärmutter eingepflanzt.

- ICSI (Intrazytoplasmatische Spermieninjektion) ist das Befruchten der Eizelle mittels der gezielten Injektion einer Samenzelle. Wenn es nur geringe Chancen auf eine erfolgreiche normale Befruchtung gibt, weil die Qualität und Beweglichkeit der Samenzellen zu wünschen übrig lassen, wird diese Methode von einem Spezialisten angewandt.

– Kryokonservierung ist die Einpflanzung befruchteter Ei- oder Samenzellen, die zuvor eingefroren waren und wieder aufgetaut wurden. Der Begriff stammt vom griechischen Wort *kryos*, was wörtlich Frost, Eiseskälte bedeutet.

Ohne medizinische Erklärung für eine Unfruchtbarkeit haben Geduld und Vertrauen auf den natürlichen Weg eine in etwa vergleichbare Erfolgschance wie eine IVF-Behandlung! Die niederländische Ärztin Simone Buitendijk, die ein Forschungsprojekt zur Thematik der zunehmenden Nachfrage nach IVF / ICSI / Kryokonservierung durchgeführt hat, stellte jedenfalls diese These auf.

Die Zahlen der niederländischen Stiftung, die die landesweite Unfruchtbarkeitsrate beobachtet (Stichting Landelijke Infertiliteit Registratie), weisen aus, dass im Jahre 1996 11.154 IVF-/ICSI-Behandlungen stattgefunden haben, im Jahre 2006 waren es 14.850. Die Anzahl der Schwangerschaften, die zehn Wochen nach dem Eingriff noch intakt waren, belief sich im Jahre 1996 auf 1.968 und im Jahre 2006 auf 3.894. Das bedeutet, dass im Jahr 1996 17,6 Prozent der Behandlungen von Erfolg gekrönt waren, im Jahre 2006 dagegen 25,9 Prozent.

In der Praxis haben Eltern erst dann das Gefühl, dass eine künstliche Befruchtung erfolgreich war, wenn ihr Kind wirklich in der Wiege liegt. Nach zehn Schwangerschaftswochen kann noch allerlei schiefgehen: Fehlgeburten, Frühgeburten und Derartiges mehr. Der Prozentsatz der erfolgreichen Behandlungen muss eigentlich um diese Faktoren korrigiert werden. Der Gynäkologe Bartholomeus Maris behauptet, dass die wahre Erfolgsrate, betrachtet man die erfolgten Geburten nach einer Retortenbefruchtung, bei knapp 10 Prozent liegt.[*]

* In: N. Fels / A. Knabe / B. Maris, *Ins Leben begleiten. Schwangerschaft und erste Lebensjahre.* Stuttgart 2003, S. 28f.

Die Chance auf eine Schwangerschaft nach IVF ist auf jeden Fall viel geringer, als die meisten glauben, und die Chance auf eine spontane Schwangerschaft nach längerer Wartezeit ist häufig größer, als man annimmt. Hinzu kommt, dass es aufgrund der künstlichen Methoden viel häufiger zu Mehrlingsgeburten kommt und dadurch natürlich auch mehr Komplikationen während der Schwangerschaft und bei der Geburt auftreten. Als Erstgebärende mit 38 Jahren Zwillinge auszutragen und zu gebären ist keine ganz leichte Angelegenheit ... Häufig werden die Kinder früher und mit größeren Schwierigkeiten geboren, außerdem werden sie aufgrund ihrer frühen Geburt auch anfälliger sein. Diese künstlichen Befruchtungstechniken verlangen den Schwangeren sehr viel ab. Sie geraten, bevor sie sich's versehen, rasch in einen Kreislauf von Hormonbehandlungen, vorgeplantem Geschlechtsverkehr zu festgelegten Zeiten und Samenergüssen im Wartezimmer eines Krankenhauses. Die notwendige Überstimulierung der Eierstöcke durch eine Hormonbehandlung erfahren viele Frauen als einen sehr heftigen Eingriff, und das Entfernen der reifen Eizellen, das dann gleich mehrfach erfolgt, ist meistens eine schmerzhafte Angelegenheit. Wollen Sie sich all dem unterziehen oder nicht? Und wie weit gehen Sie darin?

Es ist wirklich wichtig, diese Fragen zu stellen. Denn nichts ist hier logisch, selbstverständlich oder verbindlich vorgeschrieben. Sie entscheiden selbst und gemeinsam, ob Sie diese Wege gehen wollen oder nicht, und wie lange. Manchmal kann es auch zu einer Revision des Kinderwunsches kommen. Und bei dieser Revision können Sie sich auch die Frage stellen, was das Kind selbst will. Sucht und sehnt sich ein Kind genauso sehr nach Ihnen, wie Sie es Ihrem Kind gegenüber tun? Oder sind Sie allein mit Ihrem Kinderwunsch?

Fragen, die in aller Stille, in aller Offenheit und Liebe aus dem Herzen heraus gestellt werden wollen und müssen. Denn wenn es keine Ungeborenen gibt, die die Geburt bei Ihnen suchen, so forcieren Sie etwas und erzwingen möglicherweise eine Geburt, die nicht aus dem gegenseitigen Finden zusammengehöriger Menschenseelen hervorgeht, sondern aus dem ›Notsprung‹ einer Seele, die anderweitig keine Geburtsmöglichkeit finden konnte.

Es kann auch sein, dass Sie und Ihr Partner einen endlosen, die Beziehung belastenden und enttäuschungsreichen Weg einschlagen, der überhaupt nicht zur Geburt eines Kindes führt. In einem persönlichen Gespräch berichtete mir eine Frau einmal, wie dieser Weg von ihr erlebt wurde. Sie schilderte, dass sie sieben Jahre lang mit ihrer Kindersehnsucht unterwegs war, erzählte von Ärzten, die den Samen ihres Mannes mit einer Eizelle zusammenbrachten, die auf forcierte Weise aus ihrem Körper geholt worden war. Über die Hoffnung, dass die Befruchtung gelänge, und danach das Implantieren in die Gebärmutter, worauf sich wieder die Hoffnung anschloss, dass die Einnistung der Eizelle in die Gebärmutterwand gelänge. Und dann misslingt auch dies. Die anderen befruchteten Eizellen waren eingefroren worden und wurden nun aufgetaut. Hatten sie noch ausreichende Qualität? Neue Hoffnung regt sich. Zum Glück haben einige die Prozedur überlebt. Aufs Neue wird eine Eizelle in die Gebärmutter eingeführt. Auch diese Hoffnung ist wiederum vergebens. Kurzum, ein Weg, auf dem sie sich sieben Jahre lang als eine, wie sie es ausdrückte, »Geißel der Hoffnung« erlebte.

Übersteht die Beziehung dies alles? Wie betrachten Sie Ihren Mann, wenn er einen »müden« Samen hat, wodurch all diese Prozeduren notwendig werden? Wie betrachten Sie als Mann Ihre Frau, wenn sie zu keiner spontanen Schwangerschaft in der Lage ist? Wie wirkt sich das auf Ihr Selbstbild aus? Schwierige und schmerzhafte Fragen, auf die sich nicht ohne Weiteres Antworten finden lassen.

Hinzu kommt noch, dass die Außenwelt, die nichts von Erfolgschancen solcher Eingriffe weiß, häufig ihre eigenen Vorstellungen hat, die sie auch zum Ausdruck bringt: »Arbeitet ihr schon daran, Kinder zu bekommen? Ja? Wie lange schon? Klappt es nicht? Na, dann versucht es doch mal auf künstlichem Wege, das machen doch so viele. Die und die haben jetzt ein Baby! Wollt ihr das nicht auch probieren? Oder habt ihr schon aufgegeben? *Dann ist es auch eure eigene Entscheidung, eure eigene Schuld, dass ihr kein Kind bekommt.*« Der Schmerz, den wir anderen durch derlei ungebetene und undifferenzierte Äußerungen zufügen, braucht nicht geschildert zu werden. Wer sich klarmacht, was es bedeutet, über Jahre hinweg jeden Monat aufs Neue darauf zu hoffen, dass sich eine Schwangerschaft einstellt, kann nachfühlen, wie man als Paar gewissermaßen den Kopf einzieht, wenn der Umkreis solche Meinungen äußert und verbreitet. Lassen Sie sich von solchen Äußerungen nicht beeinflussen, und weisen Sie die unsensiblen Mitmenschen in ihre Schranken. Ob Sie nun ein Kind mit Down-Syndrom haben oder ob Sie kinderlos bleiben oder unerwartet schwanger werden – fordern Sie Ihr Recht auf Eigenständigkeit ein. In einer Zeit, in der Regeln und mechanisches Denken regieren, werden Sie sonst erbarmungslos nach dem Prinzip des »Selbst-schuld« angeprangert. Es handelt sich dabei immer um eine kurzsichtige Art des Denkens. Wenn wir uns dazu durchringen, diesbezüglich viel umfassendere Gedanken zu bilden, werden wir erkennen, dass diese Materie unglaublich kompliziert ist; wir werden uns dann vor unqualifizierten Meinungen und Äußerungen hüten.

Wer vermag zum Beispiel zu sagen, ob nicht manche Abtreibung beim einen den anderen mit einem unerwarteten zusätzlichen Kind konfrontiert hat?

Wir sind heute zunehmend in der Lage, Bewusstsein für solche Zusammenhänge zu entwickeln und aufgrund unserer Individualität wohldurchdachte Entscheidungen zu treffen. Haben wir dies getan, so dürfen wir von jedem anderen erwarten, dass er diese Entscheidungen auch respektiert.

Diese nicht urteilende, sondern respektvolle Haltung gegenüber dem Leben, dem Schicksal und den Entscheidungen anderer kommt sowohl den Eltern als auch der Welt der Ungeborenen zugute. Denn auch dort werden bewusste individuelle Entscheidungen getroffen, die Anerkennung und Respekt verlangen. Das ist allerdings gewöhnungsbedürftig und schwerer zu leben als eine oberflächliche Haltung auf diesem Gebiet. Denn wenn wir lernen, die Realität der Ungeborenen zu respektieren, so muss konsequenterweise davon ausgegangen werden, dass auch dort bewusste Entscheidungen getroffen werden – Entscheidungen, die zu Geburten und Lebensläufen führen, die wir selbst wahrscheinlich als unerträglich und unvernünftig einstufen würden. Unter diesem Blickwinkel lässt sich auch die Schwangerschaft mit einem Kind, das eine Behinderung hat, nicht einfach nur als ›misslungene‹ Schwangerschaft betrachten. Wir können immerhin die gedankliche Möglichkeit einbeziehen, dass sich hier ein Wesen für genau dieses Leben entschieden hat, mit all seinen schwierigen Bedingungen, und zwar bei Ihnen als Eltern.

Wenn bei einer Entscheidung, die Ihr ungeborenes Kind betrifft, die Grenze der physischen Konzeption durchbrochen wird und Sie die Existenz eines Lebens vor der Geburt als Wirklichkeit denken, wird sich auch die Möglichkeit vertiefen, den besten Weg und die richtige Entscheidung zu treffen.

Künstliche Befruchtung und Homosexualität

Nicht nur Fruchtbarkeitsprobleme führen zu IVF-Kindern, auch die Erfüllung des Kinderwunsches bei homosexuellen Paaren lässt sich von Natur aus unmöglich verwirklichen. Für ein lesbisches Paar wird dann ein Samenspender gesucht. Zwei Männer haben es schwerer, denn eine Schwangerschaft ohne Frau ist nun einmal viel problematischer als eine Schwangerschaft ohne einen Mann. Weil mir persönlich aufgrund meiner beruflichen Tätigkeit ausschließlich Beispiele lesbischer Frauen mit Kindern bekannt sind, wird auf die Situation der homosexuellen Männer an dieser Stelle nicht weiter eingegangen.

Normalerweise wird eine der beiden Frauen durch künstliche Sameneinbringung befruchtet, und zwar mit Samenzellen eines Spenders. Wenn dies nicht gelingt, liegt der nächste Schritt, die IVF, nahe. Hier kommt es darauf an, sich klarzumachen, dass eine der beiden Frauen kein natürlicher Elternteil des Kindes wird. In Belgien bezeichnet man die Frau, die das Kind nicht austrägt und gebiert, daher als eine »Mit-Mutter«. Diese Mit-Mutter ist im Grunde eine Adoptivmutter, denn biologisch ist sie mit dem Kind nicht verwandt. Dies erweist sich manchmal als äußerst schmerzvoll, zum Beispiel, wenn die echte Mutter und die Mit-Mutter sich trennen. Wenn jedoch die ›Adoption‹ gut gelungen ist, findet ein Kind keine schlechteren Bedingungen vor als bei jeder anderen Ehescheidung auch; wenn dies jedoch nicht der Fall ist, werden die fehlenden biologischen Bande das Fortsetzen der Beziehung stark erschweren.

Neben dieser Tatsache gibt es auch noch den fehlenden natürlichen Vater. Von wem stammt die Samenspende? Früher oder später wird ein Kind wissen wollen, wer sein biologischer Vater ist, und diese Frage ist eine ganz berechtigte, zutiefst menschliche. Sie spielt übrigens nicht nur bei Schwangerschaften innerhalb einer lesbischen Beziehung eine Rolle, sondern in allen Fällen, bei denen eine Samenspende im Spiel ist. (Falls es sich um eine gespendete Eizelle handelt, taucht natürlich die Frage nach der natürlichen Mutter auf.)

In all diesen Fällen sollten sich die Eltern im Interesse des Kindes klarmachen, dass diese Frage irgendwann in der Zukunft einmal gestellt werden wird – und dann die volle Verantwortung dafür übernehmen.

Auch für diese Schwangerschaften gilt, dass von Außenstehenden niemals ein absolutes Urteil über solche Fragen und Entscheidungen gefällt werden kann. Kinder möchten sich gerne inkarnieren, und sie suchen nach Menschen, zu denen sie gehören und bei denen sie ›zu Hause‹ sind. Manchmal lässt sich dies nicht ganz umsetzen. Wenn die ›zu ihnen gehörenden‹ Menschen zwar in der Umgebung ihrer Eltern leben oder wenn ein Elternteil vom Kind bewusst ausgesucht worden ist, so lässt sich durchaus vorstellen, dass ein Kind auch ungewöhnliche Umstände für seine Geburt auswählt und dass es in der Folge auch froh ist über die ihm gebotene Lebenschance.

Niemand entscheidet sich ohne Weiteres für künstliche Befruchtungstechniken. Immer ist eine Enttäuschung oder eine körperliche Unfähigkeit vorangegangen. Aus irgendeinem Grunde ist es nicht zu einer natürlichen Schwangerschaft gekommen. Wir leben in einer Kultur, in der alles durch eigene Leistungen erreichbar scheint. Wir glauben nicht ohne Weiteres an höhere Kräfte oder einen tieferen Sinn, wenn sie nicht durch Zahlen und Statistiken bewiesen sind. So versuchen wir für alles eine Lösung zu finden, das gilt auch für das Problem der Unfruchtbarkeit. Aus unserer heutigen Kultur betrachtet und reflektiert, ist dies eine logische Folge. Dennoch ist dies nicht alles. Jeder Liebesakt, jedes Zusammenströmen von Mann und Frau ist etwas Einzigartiges. Was dagegen ein Arzt an Handlungen ausführt, ist etwas völlig Standardisiertes. Es ist auch vielsagend, dass so wenig darüber gesprochen wird, was es für die Kinder bedeutet, dass sie nicht die Frucht einer Liebesaktes, sondern einer Pipette oder einer Retorte unter der Regie eines Arztes im Krankenhaus sind, das Resultat einer Spenderzelle und einer Samenspende. Sie können dies nicht in klaren Begriffen ausdrücken, umso mehr aber in Bildern.

Wir wiesen bereits darauf hin: Wenn wir ein Kind bitten, ein Haus zu malen, bitten wir es darum, uns auf diese Weise mitzuteilen, wie es in seinem Körper und in seiner Persönlichkeit ›angekommen‹ ist. Deshalb benutzen wir auch manchmal die Redewendung »sich in seiner Haut wohlfühlen«.

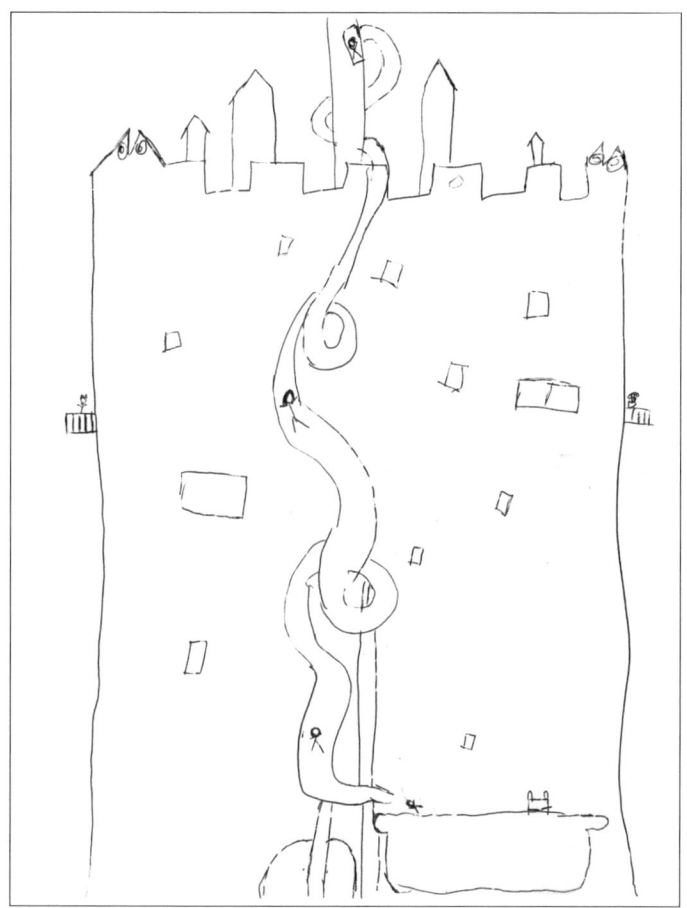

Die Behausung eines IVF-Jungen.

Hier sehen wir eine Zeichnung eines zehnjährigen Jungen, dessen Geburt das Resultat einer Retortenbefruchtung war. Er stellt dar, wie er ins Leben getreten ist und seine Behausung ergriffen hat. Auffallend ist der merkwürdige Kanal, auf dem er vom Turm des Hauses herab in die Badewanne gleitet. Die doppelte Tür unten auf dem Bild bleibt unbenutzt, stattdessen gibt es eine künstliche Verbindung, über die der Abstieg stattfindet, der durch ein Haus voller chaotisch angeordneter Fenster führt. Niemand sonst außer dem einsamen kleinen Menschen, der herabsteigt, ist auf dem Bild zu sehen.

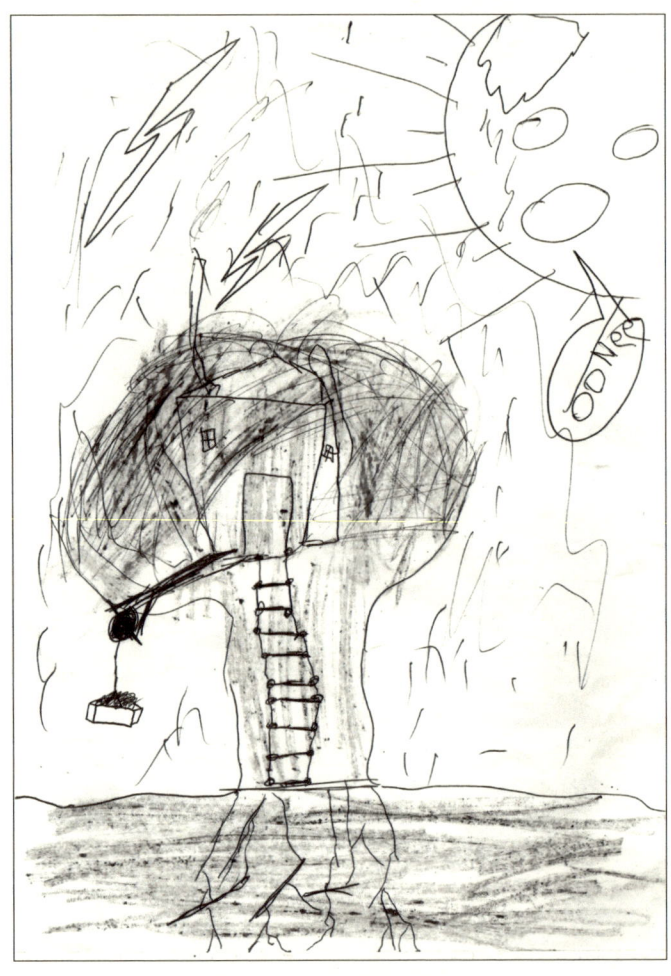

Hier eine andere Kinderzeichnung, auf der ein Junge die Sonne in einer Sprechblase sagen lässt: »Oh nein!« (rechts oben). Unwetter und Blitze umgeben seinen Lebensbaum, in welchem ein Haus eingezeichnet ist, dessen Tür geschlossen und mit einer mächtigen Schranke gesichert ist. Von dort aus erkennt man eine Strickleiter, die bis zum Boden führt, doch es ist noch niemand zu sehen. Der Mensch, der aus den sonnenhaften Sphären auf die Erde kommt, schreckt gewissermaßen vor dem zurück, was er von seiner Warte aus erblickt.

In einem anderen Fall erzählte mir ein Mädchen eine Geschichte. Auch sie wurde nach einer IVF geboren, nachdem eine künstliche Befruchtung misslungen war. Es wurden der Mutter einige Eizellen entnommen und nach der IVF wieder in die Gebärmutter zurückversetzt. Die Geschichte des Mädchens kann uns einiges zu denken geben, wenn wir versuchen, ihre Bilder zu verstehen. Das Mädchen nennt seine Geschichte »Die kleine grüne Erbse«, und wir können darin die Korrespondenz mit einem Lebenskeim, also einer Eizelle, erkennen.

Die kleine grüne Erbse

Es war einmal ein liebes kleines Erbschen, das in einem kleinen Häuschen wohnte. Es ging ihm gut dort. Doch eines Tages wurde ihm das Häuschen zu klein. Die Fenster wurden zu klein, um herauszuschauen, die Tür wurde ebenfalls ein bisschen klein, also beschloss die kleine Erbse umzuziehen … Es kam ein Lastwagen mit einem Hebekran vorbei und hob das Dach hoch. Da kletterte die kleine Erbse hinaus und konnte in ein Schloss umziehen mit viel Gras.
Die kleine Erbse wuchs an einem Grashalm weiter [!]. Und sie wuchs höher und höher, bis ein Mensch kam. Der pflückte die kleine Erbse und steckte sie in die Erde. Und daraus wuchs eine Erbsenpflanze. Die Erbse steckte aber bombenfest in der Erde und fand das überhaupt nicht schön. Eines Tages pflückte der Mensch von der Erbsenpflanze kleine Erbsen für einen kleinen Laden, er holte die echte Erbse wieder heraus und warf sie wieder auf den Boden! Da kam ein Hund vorbei, der aß die kleine Erbse auf. Und die kleine Erbse begegnete im Bauch des Hundes lauter anderen Erbsen und freundete sich mit ihnen an. Ende!

Viele Fragen ergeben sich, wenn man diese merkwürdige Geschichte genau liest. Ein Lastwagen mit einem Hebekran, der das Dach hochhebt? Ist dies die bildhafte Wiedergabe eines operativen Eingriffs, durch welchen die Eizellen der Mutter entnommen wurden? Was bedeutet es, dass eine Erbse, bevor sie zu einer Erbsenpflanze werden kann, zunächst an einem »Grashalm« wachsen muss? Sagt dies etwas aus über den dünnen, flexiblen Katheter, der benutzt wird, um einen Embryo zurück in die Gebärmutter zu verpflanzen? Oder handelt es sich um die Kanüle, in welcher ein Embryo eingefroren wird und danach »bombenfest in der Erde« steckt?

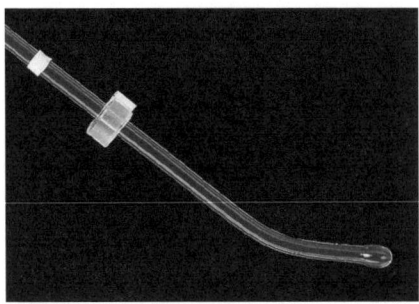

Katheter für die Rückverpflanzung des Embryos in die Gebärmutter.

Eine Frau, die die gesamte Strecke mit IVF / ICSI / Kryokonservierung ergebnislos zurückgelegt hatte und diese Geschichte hörte, sagte spontan: »Hierin erkenne ich mühelos den ganzen Weg, den ich hinter mir habe!«

Eine andere bemerkenswerte Tatsache ist die, dass in den soeben geschilderten Fällen beide IVF-Kinder jeweils die Hälfte eines Zwillings bildeten. Dies kommt daher, dass man sicherheitshalber häufig mehr als nur eine befruchtete Eizelle in die Gebärmutter zurückversetzt. Daher gehen künstliche Befruchtung und künstliche Zwillinge häufig miteinander einher, auch wenn man in den letzten Jahren etwas zurückhaltender geworden ist beim Zurückverpflanzen von mehr als einer einzigen befruchteten Eizelle.

Für den Therapeuten jedenfalls werden Geschichten und Bilder sichtbar, denen man vor einigen Jahrzehnten noch nicht begegnete. Es scheint mir äußerst wichtig, dass man das körperliche und seelische Befinden solcher Kinder durch gründliche Studien genauer dokumentiert. Eine umfassende Studie, die solche Kinder bis ins Erwachsenenalter begleitet, existiert meines Wissens noch nicht. Am weitesten in dieser Beziehung gehen Projekte, die dokumentieren, was aus solchen Kindern bis zum Kindergartenalter geworden ist. Die pharmazeutische Industrie dürfte solche Forschungen eher nicht begrüßen: Die finanziellen Interessen, die sich an die Bereitstellung von Medikamenten im Umkreis der künstlichen Befruchtung knüpfen (man denke nur an Hormonbehandlungen), stehen in diametralem Gegensatz zu einem eventuell negativen Ergebnis solcher Studien. Es handelt sich also um ein gigantisches Experiment mit Geburten, das in unserer Zeit bedenkenlos durchgeführt wird. In den Niederlanden wird momentan jedes fünfzigste Kind auf diese Weise geboren!

Ab und zu tauchen alarmierende Berichte auf, die beispielsweise beinhalten, dass es unter den Kindern, die auf dem Wege der künstlichen Befruchtung zur Welt kamen, mehr Autisten und mehr Fälle von erhöhtem Blutdruck gibt. Solche Berichte werden meistens sehr schnell relativiert. Dies alles kommt daher, dass wir im Grunde noch längst nicht wissen, was wir da tun.

Kinder lieben und Kinder haben wollen – diese beiden Wünsche sind möglicherweise nicht immer vereinbar. Wer mit Unfruchtbarkeit zu kämpfen hat, begreift manchmal nicht mehr, dass Kinder kein Besitz sind, den man für sich erwerben kann. Ebenso, dass Kinder keine zusammengebastelten Zellen sind, sondern ein Geschenk, das ein unbegreifliches Wunder darstellt. Auch vergessen wir im Nu, dass Kinder keineswegs eine dauerhafte Antwort auf die Frage nach unserer Lebenserfüllung darstellen. Nachdem ein Kind geboren ist, wird sich die Aufgabe, ein sinnerfülltes Leben aufzubauen, aufs Neue melden.

Der Wunsch des Erwachsenen, ein Kind zu bekommen, ist verständlich und natürlich. Doch wenn er unerfüllt bleibt, kann sich dieser Wunsch zu einem alles beherrschenden Willen auswachsen. Dann wird alles darangesetzt, dass ein Kind kommt, ein eigenes Kind. Die künstlichen Befruchtungstechniken scheinen dann die angemessene Antwort auf den Schwangerschaftsdrang zu sein. Wenn jedoch auch die künstlichen Methoden erfolglos bleiben, werden wir aufs Neue mit denselben oder gar noch verstärkten Frustrationen konfrontiert. Dann liegt eine schwere Aufgabe vor uns, die bewältigt werden muss. Dabei geht es um die Frage, ob wir den Mut haben, uns mit den Schattenseiten des Schwangerschaftsdrangs zu konfrontieren. Immer wenn es sich um die Entstehung neuen Lebens handelt, sind Licht *und* Schatten im Spiel. Woraus besteht dieser Schatten? Die Erfahrungen anderer Menschen können uns helfen:

Eine Frau berichtete, dass sie nach einer späten Fehlgeburt überall in ihrer Umgebung hochschwangere Frauen mit dicken Bäuchen sah. Wenn man sich nach einem Kind sehnt, sieht man plötzlich überall Babys und Störche und Wiegen, so wie man auf einmal überall Bäckereien entdeckt, wenn man Hunger hat und über kein Geld verfügt. »Überall scheint die Sonne zu scheinen, nur bei mir nicht.«

Verständlicherweise kann man dann eifersüchtig werden – ein erster Schatten, der sichtbar wird. Außerdem reden die anderen in Ihrer Umgebung, die selbst fähig sind, Kinder zu bekommen, ständig miteinander über ihre Kinder. Sie können sich dann als Außenseiter empfinden, als Einzelgängerin, als Ausnahme. Es finden Kindergeburtstage, Wochenbettbesuche und so weiter statt. Überall in Ihrer Umgebung sind Eltern mit Kindern, nur Sie sind allein. Dies führt häufig zu Einsamkeit und Depressionen.

Wenn es Ihnen nicht gelingt, diesen Schatten zu besiegen, wird er sich immer tiefer in Ihre Seele einnisten. Vielleicht beginnen Sie dann, Ihrem Partner Vorwürfe zu machen, oder Ihre sexuelle Beziehung leidet unter all der Spannung, der Trauer und den Schatten. Dann bemerken Sie, dass Sie nicht nur kein Kind bekommen, sondern dass Sie auch viel von dem zu verlieren drohen, was Sie bereits besitzen.

Eine kinderlose Frau berichtete mir einmal, wie sie sich schließlich so weit aufraffen konnte, dass sie folgenden Entschluss fasste: Ich werde einfach Freude an all den anderen Kindern erleben. Manchmal konnte sie sich nicht überwinden, Freundinnen, die gerade ein Kind bekommen hatten, einen Besuch abzustatten. Dann wartete sie, bis sie bereit dafür war. Und dann schloss sie den neuen Erdenbürger, der bei einer anderen Frau geboren worden war, ganz in ihr Herz. Welch eine innere Kraft ist dafür notwendig!

Das Zulassen und Anerkennen der eigenen Schattengedanken und -gefühle bedeutet, dass Sie sie erkennen und mit dem allmählichen Weißwaschen all der uns innewohnenden Finsternis beginnen können. So vermeiden Sie, dass diese Finsternis Sie in Opfergefühlen, Selbstmitleid und Eifersucht gefangen hält. Es ist ein mühsamer Weg, der jedoch, wenn Sie ihn mutig beschreiten, aus Ihnen einen wunderbaren Menschen machen kann, *weil Sie keine Kinder bekommen haben*. Wer keine Kinder bekommen kann, erschließt notgedrungen viel eher als manch anderer einen Quell in sich, der eine Verbindung mit den tieferen Lebensaspekten ermöglicht. Die universale Liebe und die Welt des Unsichtbaren werden von vielen, die diesen Weg gegangen sind, als tröstende Wirklichkeit erlebt. So kann sich in einer späteren Phase das anfängliche Leid der Kinderlosigkeit in einen sinnvollen Lebensinhalt verwandeln. Es kann manchmal lange dauern, bis die Erkenntnis dämmert: Ein Leben, in dem keine eigenen Kinder geboren werden, ist keineswegs unvollständig oder arm. Mit oder ohne Kinder – in beiden Fällen ist das Leben genauso sinnvoll, vollständig und reich, sofern Sie es inhaltlich entwickeln und vertiefen und je nachdem, wie Sie diesen Inhalt gestalten.

Für viele Frauen (und Männer) ist die Schwangerschaft, die immer wieder auf sich warten lässt, die erste fundamentale Leiderfahrung – das erste Mal, dass das Leben tiefe und schmerzhafte Wunden in unseren gestalteten Willen kerbt. In unserer Kultur scheint fast alles möglich, solange wir uns nur genügend anstrengen. So bleibt es nicht aus, dass wir überhaupt keinen Rat mehr wissen, wenn wir an eine Grenze kommen, die wir nicht überschreiten können. Sollen wir uns mit dieser vorübergehenden oder permanenten Blockade abfinden? Oder sollen wir versuchen, sie um jeden Preis zu durchbrechen?

Wie wertvoll und weiterführend wäre es, wenn wir in diesen schwierigen Fragestellungen die liebevolle Frage nach dem Interesse des Kindes bei Schwangerschaft und Geburt an die erste Stelle rücken würden; voller Liebe zu dem Kind und der Welt, aus der es geboren wird. Die Ungeborenen bitten um diese Liebe und darum, dass wir ihr Dasein bemerken; und am stärksten empfinden dies vielleicht diejenigen, die ungewollt kinderlos bleiben.

Ist man erst eine richtige Frau, wenn man Kinder hat?

Viele Frauen, die keine Kinder bekommen, werden früher oder später mit dieser heiklen Frage konfrontiert. Auch wenn sie in Bezug auf ihre freiwillige oder unfreiwillige Kinderlosigkeit mit sich im Reinen sind, können sie durch Menschen in ihrer Umgebung mit dieser Frage konfrontiert werden. Die nachfolgenden Gedanken können eine Antwort auf diese unangenehme Frage geben.

Eine echte Frau ist nicht dadurch ›echt‹, weil sie schwanger wurde und ein Kind zur Welt gebracht hat. Eine echte Frau ist ein Mensch, der die unterschiedlichen Facetten des Frau-Seins entfaltet und in der Lage ist, diese Qualitäten für sich selbst und andere zu nutzen. Wäre man erst dann eine echte Frau, wenn man Kinder gebiert, so gälte dies nicht für Frauen, die jünger als dreißig Jahre sind, weil sie heute im Allgemeinen noch kein Kind zur Welt gebracht haben.

Tragende und tiefergehende Hilfestellungen für den Entwicklungsweg, den Sie gerade als Frau gehen können, lassen sich durch *Bilder* gewinnen. Wenn man die Bildsprache der Vorgänge im Umkreis der Schwangerschaft und des Zur-Welt-Bringens von Kindern genauer analysiert, können sich bewegende Erkenntnisse über die potenziellen weiblichen Qualitäten bilden. Diese Qualitäten können *alle* Menschen entwickeln, und Frauen insbesondere. Denn ob wir nun Kinder bekommen oder nicht, ob wir fruchtbar sind oder nicht, über *diese* Möglichkeit verfügt jede Frau.

Sie gehen als Frau ihren eigenen Lebensweg und entwickeln dabei möglichst viele *menschliche Qualitäten*. Die *wahre weibliche Qualität* kann zusätzlich als eine besondere Gabe betrachtet werden.

Wenn Sie noch nie mit einer bildhaften Methode zur Begriffsbildung in Berührung gekommen sind, werden die nachfolgenden Ausführungen Ihnen zunächst etwas weit hergeholt erscheinen. Doch Übung macht den Meister, und wenn Sie jedes geschilderte Bild eine Weile in Ihren Gedanken bewegen, es mit sich herumtragen und dort, wo es möglich ist, in seiner Wirksamkeit erleben, werden Sie erfahren, dass solche Bilder fruchtbare Impulse geben können.

Im folgenden Text werden die Phasen der Befruchtung einer Frau in ihrer *bildhaften Qualität* betrachtet und analysiert. Dadurch können sie eine Hilfe sein, den tieferen Lebenssinn einer Frau zu erfassen.

Die Bilder, die das physische Frausein liefert, werden zunächst unter dem Blickpunkt gedeutet, was sie für die Entwicklung der Frau selbst bedeuten. Dennoch kann alles, was für eine Frau eine selbstverständliche Entwicklung ist, auch von einem Mann gelesen werden, da das weibliche Element im *Innern* des Mannes ebenfalls eine große Rolle spielt. Umgekehrt gilt, dass die selbstverständliche Entwicklung des Mannes, die vor dem Hintergrund der Bildsprache, die seine Körperlichkeit liefert, befragt wird, auch von Frauen verinnerlicht werden kann, weil auch sie neben weiblichen auch männliche Qualitäten *in sich* trägt.

Die Reifung der Eizellen und der Eisprung

Eizellen, die heranreifen – dieser Vorgang ist ein Bild für *Chancen*. Chancen, die wir heranreifen lassen und Stück für Stück loslassen, sodass sie erfüllt werden können. Auf der körperlichen Ebene bedeutet eine Eizelle die Möglichkeit, ein Kind zu bekommen. Doch es gibt noch weitere Ebenen. Als Frau haben Sie viel mehr zu bieten als nur das Schaffen einer Lebensmöglichkeit für einige Kinder. Sie haben auch Ideen, die gewissermaßen wie ›Eizellen‹ sind und die Sie in sich heranreifen lassen können, um dann als Chance herausgesetzt zu werden.

Stellen Sie sich einmal vor, dass Ihr Haus nicht mehr so recht zu Ihnen passt oder nicht richtig eingerichtet ist. Lassen Sie diese Vorstellung in sich heranreifen, bis Sie reif sind, den Sprung zu wagen, damit hervorzutreten. Wenn Sie diese Ideen dann formulieren und artikulieren, können sie vom ›Samen‹ eines anderen Menschen gefunden und dadurch verwirklicht werden.

Letztendlich liegen derartige ›Eizellen‹ auch der Kunst, der Kultur ganz allgemein, aber auch beispielsweise der pflegerischen Tätigkeit zugrunde. Man denke nur an eine einer Florence Nightingale oder an unzählige Erkenntnisse auf dem Gebiet der Politik, der Gesellschaft und der Spiritualität. ›Echte‹ Frauen sind Frauen, die derartige Eizellen in sich heranreifen lassen und dann loslassen. Wenn in der Gesellschaft diese weibliche Qualität verschwände, wären die Chancen auf neues Leben gleich Null. Rein männliche Systeme und Kulturen, die dieses weibliche Element negieren, werden rasch zu toten Hülsen ohne Erneuerungskraft. Darum können totalitäre Systeme nicht überleben, wenn sie die weibliche Qualität als beängstigend und verwerflich empfinden. Wer den Wert solcher ›Eizellen‹ nicht kennt und sie nicht in das integriert, was er denkt, tut und gestaltet, der weist jegliche Erneuerung und damit die Zukunft zurück. Eizellen sind rund, und sie stellen ein jederzeit anwesendes Potenzial dar, das sich rhythmisch im Zeitenlauf offenbart. Denken Sie beispielsweise an den monatlichen Fruchtbarkeitszyklus und die Menstruation. So ist es mit jeglicher Erneuerung: Sie muss sich rhythmisch vollziehen, und man muss den rechten Zeitpunkt dafür abwarten.

Es ist nicht gut, gleichzeitig einen kompletten Betrieb zu reorganisieren, dabei alle möglichen Menschen zu entlassen und überdies mit der Firma an einen neuen Standort umzuziehen. Jede Zeit hat ihre eigene ›Eizelle‹. Beim einen Mal ist es richtig, ein gutes Personalgespräch zu führen, ein anderes Mal ist der rechte Zeitpunkt für eine Beförderung oder einen Umzug gekommen. Denn wer zehn Eizellen zugleich verschleudert, der weiß mit Sicherheit, dass die meisten von ihnen keine Chance haben werden.

Dass eine Eizelle einen ›Sprung‹ machen muss, ist auch sprachlich ein wunderbares Bild. Sie müssen sich trauen, Sie müssen es wagen, einen

Sprung zu machen, wenn Sie als Frau Ihre Idee, Ihre Zukunftschance der Welt schenken wollen. Samenzellen können viel, doch sie springen niemals. Letzteres ist eine rein weibliche Fähigkeit, ob Sie nun Kinder bekommen oder nicht.

Samenzellen zulassen

Wenn Sie dann Ihre Idee, Ihre Chance in die Welt hinein haben ›springen lassen‹, kommt die zweite weibliche Qualität ins Spiel. Können Sie diese Idee auch befruchten lassen? Können Sie sich für das öffnen, was ein anderer einbringt? Lassen Sie sich ergänzen, bereichern, öffnen, in Erregung versetzen? Denn darin besteht die Bedeutung des ›Samenaufnehmens‹. Der Same ist eine äußerst schnelle Substanz, er ist viel kleiner als eine Eizelle und drängt sich ihr auf. Für eine echte Frau bedeutet dies die Qualität des gekonnten Umgangs mit dem Rationalen, mit der exakten Seite des Wissens, der Wissenschaft und des Verstandes. Kann die Kugel der Eizelle ihre behagliche Rundheit öffnen und die ›Spitzfindigkeit‹ des Verstandesdenkens in den kreativen Zukunftsimpuls integrieren? Oder bleibt sie verschlossen und in sich selbst versunken? Echte Weiblichkeit verbindet sich mit echter Männlichkeit. Die rechte Gehirnhälfte verbindet sich mit der linken, könnte man auch sagen. Dann wird die nachdenkliche, verstandesmäßige Qualität originell und zukunftsoffen, und die Träume der chancenreichen Erneuerung werden wach und konkret.

Die Einnistung in die Gebärmutterwand

Echte Frauen entwickeln die Fähigkeit, etwas, was noch unsagbar klein und verletzlich ist, in sich aufzunehmen, es zu behüten und ihm Chancen zu bieten, die niemand darin erblicken würde. Das bedeutet, dass sie beispielsweise auch einem unangenehmen, ungesunden oder schlechten

Menschen eine Chance geben können. Dass sie den kleinsten denkbaren Keim eines solchen Menschen in sich aufnehmen können und ihn dann in ruhiger, nährender Liebe heranreifen lassen. Dies ist die Qualität echter Frauenliebe, und kein Gefängnis, kein Kinderheim und kein Krankenhaus kann ohne sie existieren. Auch eine zunächst völlig verrückt wirkende Initiative, die jedoch einen Zukunftskeim in sich trägt, kann von einer Frau aufgegriffen werden. Sie sorgt dafür, dass sie sich in ihr einnisten kann, indem sie sie liebevoll aufnimmt und quasi adoptiert. Das bedeutet, dass allem, was noch in den Kinderschuhen steckt und noch unvollkommen ist, das rechte Klima geboten wird, in dem es zur Entfaltung kommen kann.

Schwangerschaft

Schwangerschaft bedeutet, ein Kind unter dem Herzen tragen. Ist der Same des anderen aufgenommen, so steigt er bis zur Eizelle empor, und eine Frau ›brütet‹ ihre Keime unter ihrem Herzen aus. Auch wenn Sie niemals Kinder bekommen werden, so können Sie dennoch sehr viel »unter dem Herzen tragen«! Ich kenne verschiedene Frauen, die aus unterschiedlichen Gründen kinderlos geblieben sind, manchmal auch ohne Partner leben. Doch was haben sie nicht alles unter dem Herzen getragen: Die eine ist seit Jahrzehnten als Therapeutin tätig und in gewisser Weise schwanger mit der Zukunft der Kinder, die ihr anvertraut werden. Eine andere erfand eine Methode, mit Sterbenden und Dementen zu kommunizieren, die für ihre Mitmenschen nicht mehr ansprechbar waren. In den Niederlanden wurde die Majorin Boschhart sehr bekannt, die für die Heilsarmee arbeitete. Was diese Frau für Prostituierte und Landstreicher leistete, ist echte ›Schwangerschaftsqualität‹«: In den eigenen Körper und das eigene Leben aufzunehmen, was noch nicht oder nicht mehr selbstständig und menschenwürdig leben kann, das ist die *Qualität Schwangerschaft*. Viele Frauen sind in der Lage, jahrzehntelang auf diese Weise ›schwanger‹ zu sein.

Nabelschnur und Plazenta

Nabelschnur und Mutterkuchen sind Verbindungen mit dem Kind, durch die es ernährt wird, ohne dass die Mutter die *Autonomie* des Kindes einschränkt. In der Plazenta, dem Mutterkuchen, findet eine Art Stoffwechsel statt. Von Anfang an strömt im Kind eigenes Blut und nicht das Blut der Mutter. Diese beiden Blutarten begegnen einander zum Zwecke der Versorgung und Ernährung in der Plazenta. Mutter und Kind können daher auch unterschiedliche Blutgruppen haben.

Wenn Sie eine Idee, eine Organisation oder einen hilfsbedürftigen Menschen in Ihren Eigenraum aufnehmen, den Sie dafür soweit wie nötig innerhalb bestimmter Grenzen vergrößern, ist dies ein Bild des ›Schwangerschaftsbauches‹. Dabei ist es ganz entscheidend, dass Sie die Autonomie, das eigene Ich des anderen oder einer Organisation nicht bevormunden wollen. Dies lehrt uns der Zusammenhang der Mutter mit ihrem ungeborenen Kind. Dieses Bild ist so unglaublich wichtig und schön, dass man am liebsten dafür sorgen möchte, dass überall auf der Welt Frauen dasselbe zu Wege brächten, was sie innerhalb ihrer Gebärmutter als eine Naturtatsache antreffen. Sie fühlen sich als echte Frau, wenn ihnen das gelingt.

Wichtig ist in diesem Zusammenhang auch, dass die Mutter ihr Blut als autonome Substanz bewahrt und dass sie nicht länger als eine ganz bestimmte Zeit das andere auf ihre Kosten wachsen lässt. Schwanger ist man zehn Mond-Monate lang, aber keine zehn Jahre! Wenn also ein anderer oder eine andere Situation Sie als Frau ›schwängern‹, und Sie können dies tragen und ertragen, so ist alles in Ordnung. Doch irgendwann muss die Nabelschnur durchtrennt werden und die eigene Atmung selbstständig in alles ein- und ausströmen. Auch wenn das zu Protestgebrüll führt! Nabelschnüre und Plazentas sind liebevolle Sonnengeschenke. Aber es muss irgendwann auch wieder Abend und Nacht werden, und jede Frau fühlt genau, wenn die Zeit dafür reif ist.

Entbinden

Ja, die Entbindung ... Was für eine besonders intensive Erfahrung ist dies doch. Manchmal geht es rasend schnell und wie im Bilderbuch, manchmal zieht es sich ewig hin, es treten Probleme auf. Eine Entbindung lässt sich – zum Glück – noch immer nicht perfekt organisieren. Jede Geburt ist einzigartig.

›Echte Frauen‹ gebären sehr häufig. Sie bringen nicht nur *echte Kinder* zur Welt, (dies geschieht entweder gar nicht oder nur ein paar Mal). Im Gegensatz zu dieser seltenen Erfahrung auf der körperlichen Ebene müssen sie jedoch sehr häufig im Seelischen und Geistigen ihre ausgewachsenen ›Eier‹ entbinden!

Wie sieht das aus? Im Idealfall handelt es sich um eine Idee, die zu einer ausgereiften Erkenntnis, einer Schöpfung, einem Entschluss geworden ist. Eine Frau, die das optimale Frau-Sein anstrebt, wird danach streben, eine ausgereifte Erkenntnis, eine Schöpfung oder einen Entschluss nicht vorzeitig aus sich herauszusetzen oder zu lange damit zu warten. Sie weiß, wann die Lebenschancen optimal sind, denn sie weiß, wann es ›Vollmond‹ ist. Sie weiß, wann der rechte Zeitpunkt gekommen ist, dass ihr Kind die Nabelschnur durchtrennt und sich eine eigene Wohnung nimmt oder wann ihr Mann eine neue Herausforderung oder aber die Pensionierung braucht. Sie weiß, wann ein Kunstwerk entstehen kann oder wann ein Vorschlag, den das Management macht, reif ist. Dadurch kann sie ›Kaiserschnitte‹ oder ›Zangengeburten‹ vermeiden. In der Realität der körperlichen Geburt ist dies nicht immer möglich. Auf den anderen Lebensgebieten kann sie durchaus unbegrenzt danach streben, rechtzeitig und in aller Ruhe Dingen zur Geburt zur verhelfen. Nicht zu rasch, dann wird es gefährlich, und nicht zu langsam, denn dann hält man nicht durch.

Mit der Zeit lernt eine Frau genau, wie sich Wehen anfühlen, wenn sie richtig übt. Dann sieht sie, wann der Zeitpunkt gekommen ist, dass jemand sterben wird, dass jemand in ihrem Leben Abschied nehmen oder geboren werden will. Dass eine neue Arbeit an der Reihe ist oder dass ein neuer

Plan oder ein Kunstwerk entstehen möchte. Mit jeder weiteren Wehe verleiht sie diesen Dingen Leben, indem sie sich zunächst dafür öffnet (= die ersten Wehen) und es später mit Kraft gestaltet (= Presswehen).

All diese bildhaften Schilderungen möchten zeigen, dass eine Frau jederzeit und in jeder Situation ›wirklich Frau‹ sein und in zunehmendem Maße werden kann, ob sie nun Kinder hat oder nicht. Es wird Zeit, dass wir das Urgefühl des Frau-Seins und des Mutter-Seins endlich in seiner vollständigen Dimension auf die Art und Weise anwenden, wie wir *Mensch* sind.

Eine Frau erzählte mir, dass der Umstand, keine Kinder bekommen zu haben, für sie zu einem Quell geworden war – ein Quell der Entwicklung und der Vertiefung ihres Menschseins. Es war ein ungeborenes Kind, das in dieser Frau, die sich danach sehnte, solche Qualitäten geweckt hat. Besonders eindrucksvoll war das Erwachen für all diese Möglichkeiten bei dieser Frau, gerade weil etwas nicht zur physischen Geburt kam.

Wer diesen Quell in sich entdeckt, kann die Qualität des Weniger-Mutter-Werdens in ein Mehr-Mensch-Werden verwandeln, was in diesem Falle bedeutet: ein weiblicherer Mensch. Dies ist eine aussichtsreiche Möglichkeit.

Ist man erst ein echter Mann, wenn man Kinder zeugt?

Auch ein Mann kann das Gefühl haben, dass ihm ohne Kinder etwas fehlt oder dass er kein echter Mann ist, solange er kein Kind gezeugt hat. Dies kann einen tiefen inneren Schmerz bedeuten und ihn verunsichern. Die Befragung der Bildsprache des Vorgangs der körperlichen Befruchtung in Bezug auf tiefere menschliche Qualitäten kann für einen Mann genauso wie für eine Frau zu bereichernden Erkenntnissen führen. Es bietet auch ihm die Möglichkeit, zu erfahren, dass sich sein Entwicklungspotenzial sowohl mit als auch ohne Kinder, die von ihm gezeugt wurden, entfalten kann. Wir werden im Folgenden in derselben Weise die Bildsprache der Vorgänge bei der männlichen Zeugungsfähigkeit beleuchten.

Samenbildung

Samenbildung geschieht durch einen Prozess der Zellteilung, und ein männlicher Körper ist ständig damit beschäftigt. Eine Frau hat bereits vor der Geburt ihre Eizellen ›bei sich‹ und sie lässt davon ab der Geschlechtsreife, ganz sparsam jeden Monat, eine begrenzte Anzahl davon heranreifen. Ein Mann besitzt vor der Geschlechtsreife überhaupt keine Samenzellen. Erst danach beginnt er sie in einem ununterbrochenen Strom zu produzieren. Diese enorme Produktionsfähigkeit von Millionen von Samenzellen pro Tag und der ständige Neubeginn von einem Nullpunkt aus ist eine besonders starke männliche Urqualität. ›Echt männlich‹ ist es, so viele Möglichkeiten zu produzieren und sie dann zu verschenken. Und dann heißt es abwarten, was damit geschieht.

Diese Produktion ist die dienstbare Betätigung, zu der Männer in der Lage sind. Ihre Kraft möchte so benutzt werden, dass sie keine großen Reserven bilden, dass sie keine Zinsen zu bezahlen und zu erwirtschaften brauchen. Spekulationsgewinne und Aktienhandel sind im Grunde eine Dekadenz des männlichen Elementes. Es ist besonders aufschlussreich, als Bild für diese Potenz einmal die Arbeit des Maurers und des Straßenpflasterers zu vergleichen. All die Mauern und gepflasterten Flächen um uns herum wurden von Männerhänden gemauert und gelegt. Vielleicht mag es irgendwo auch weibliche Straßenbauer und Maurerinnen geben, doch sie bilden eine große Ausnahme. Nahezu alle Fliesen, Steine und Mauern in unserer Umgebung sind Stück für Stück von Männern gelegt und hochgezogen worden. Was für eine unglaubliche Menge! Mein Onkel war sein Leben lang Pflasterer. Stellen Sie sich einmal vor, Ihre Arbeitswoche beginnt mit der unfertigen Straße und dem glatten Sand, der vor Ihnen liegt, und Sie denken: Los, ich fange an. Und dann verteilen Sie Ihre Kraft in unzähligen kleinen Portionen. Immer wieder ergreifen Sie einen Stein, legen ihn sorgsam an die richtige Stelle und klopfen ihn gut fest.

All die Backsteingebäude, sie wurden Stein um Stein »hingelegt«, wie die Bauarbeiter es nennen.

Diese endlose Arbeit, die es möglich macht, dass andere Menschen eine Behausung und Wege haben, auf denen sie gehen und fahren können, ist ein Bild für die männliche Kraft, die unaufhörlich das Erbmaterial in winzig kleine Samenzellen ›verpackt‹, um neuem Leben eine Behausung zu bieten und neue Lebenswege möglich zu machen. Wenn Sie kein Pflasterer und kein Maurer sind, können Sie als Mann dennoch darauf achten, wie Ihre Arbeit und Ihr Einkommen, Ihre Beiträge zum Gemeinwohl oder Ihre wissenschaftliche Arbeit *Bausteine* sind, die treu ergriffen und angeordnet werden wollen. Dies möchte sich nach einem Muster vollziehen, das vorgegeben ist, und damit im Dienste dessen, was dadurch wachsen und blühen kann. Es geht hier nicht um die *kreative*, sondern um die *produktive* Qualität.

Samenzellen speichern und freisetzen

Wir sehen also diese enorme Produktivität, den Einsatz, die Arbeit, und dann wird all das, wenn normal verläuft, *vorübergehend* zwischengelagert. Alter Samen taugt nicht für eine ›fruchtbare Befruchtung‹. Die Natur selbst sorgt dafür, dass es beim Mann von Zeit zu Zeit zu einem Samenerguss kommt oder dass der Samen nach einiger Zeit vom Körper selbst abgebaut wird. Dies ist ein Bild, das uns sagt, dass ein Mann auch sein Geld, seinen Besitz, sein Eigentum loslassen kann. Er sammelt und speichert die Früchte seiner Arbeit, doch er tut das nur für eine kurze Zeit.

Was lehrt uns das Bild, dass der Körper das, was er selbst produziert hat, auch wieder aufnehmen kann? Es ist in gewisser Weise ein Bild für das Sich-zur-Ruhe-Setzen, aber auch für das Wiederaufgreifen alter Früchte, der Früchte der Produktivität, die in uns lebt. Dahinter steht im Grunde die Frage an die männliche Qualität nach einer gesunden Wirtschaft, die in Brüderlichkeit gestaltet werden soll. Es spielt bei allem eine Rolle, was die Menschheit braucht und was sie durch Arbeit und Einsatz erwirbt. Wenn in einem Männerleben mehr die Qualität des Sich-zur-Ruhe-Setzens als die der Dienstleistung vorherrscht, so führt das zum Typ des Mannes, der so wenig wie möglich tut und so viel wie möglich beansprucht. Das nährt lediglich den *Schatten* dieser geschilderten brüderlichen, sozialen Männerfähigkeit. Ihr *Licht* können wir lebenslang erstreben, wenn wir täglich prüfen, ob wir Arbeit, Geld und Fähigkeiten aus vollem Herzen zugunsten der Welt und unserer Mitmenschen einsetzen, ohne ihre Früchte für uns selbst in einem mehr als notwendigen Maß zu absorbieren. Das ist eine anspruchsvolle Herausforderung!

Samen und Samenflüssigkeit

Die Spermasubstanz erleichtert den Prozess und beschützt ihn zugleich. Die Samenzellen werden gegen das saure Milieu der Vagina geschützt und zugleich fungiert die Samenflüssigkeit als ein milderndes Gleitmittel. Wenn wir diese Vorgänge als Bild verstehen wollen, kann es zunächst so aussehen, als hätten wir es hier mit einer weiblichen Qualität zu tun. Und tatsächlich ist das vielleicht auch so. Samen und Samenflüssigkeit haben zusammen als Bild etwas Androgynes. Die eine Substanz, der Samen, verfügt über ein ausgeprägtes Streben, und die andere, die Spermaflüssigkeit, ist nichts anders als nur helfend, pflegend, beschützend, mildernd. Sie schafft ein ›gutes Milieu‹. So könnte man sagen, dass Samen und Samenflüssigkeit sich zueinander verhalten wie Mars und Venus. Darin zeigt sich ein sehr emanzipiertes Bild: Jeder Mann bringt damit eigentlich sein Bedürfnis zum Ausdruck, ein vollwertiger Mensch zu sein, als auch die Erfahrung, dass er es tatsächlich sein kann. So möchte er ›aus sich heraustreten‹, trotz des einseitig verzeichneten Bildes des Männlichen, das heute stark vorherrscht. Ein Mann kann daran arbeiten, sich das Recht zu nehmen bzw. die Chance zu ergreifen, in seinem Leben beide Facetten, die des Mars und die der Venus, aus sich herauszusetzen. Muss er ausschließlich aktiv sein oder nur umhüllend, so wird er in eine unnatürliche Einseitigkeit gepresst. Man kann durchaus sowohl in den Sportverein gehen wie auch zu Hause köstlich kochen! Wenn ein Mann sein Leben lang beide Qualitäten zu entwickeln versucht, ist dies eine Befreiung, ein Aufatmen, und es bringt, genau wie ein Samenerguss, eine tiefe Befriedigung mit sich.

Samenerguss

Wenn wir von *Ausgießen* sprechen, so meinen wir damit ein bewusstes Verströmenlassen, es ist ein sich bewusst verschenkendes Loslassen. Wenn Samen geschenkt wird und nicht einfach ›abgelassen‹ wird, kommt es niemals zu einer Vergewaltigung oder einem Kater danach. Das *Ausgießen* des Samens ist ein Bild des Mannes, der als Mensch weiß, wann und inwieweit er seine Kraft gebrauchen muss.

Wenn ein Mann nicht loszulassen vermag, hat er die Lektion seines eigenen Körpers nicht begriffen. Das Loslassen, das Ausströmenlassen dessen, was man durch Einsatz und Erfahrung erreicht und erworben hat, ist ein Ziel, das man in seiner Entwicklung anstreben kann. Ein Mann wird dann, ob er nun Kinder hat oder nicht, zum echten Vater, zum echten Lehrer, zum wirklich weisen Ratgeber. Wissen und Erkenntnis strömen dann zum anderen Menschen hinüber, um dem Fortgang der Welt und des Menschen zu dienen.

Die Schattenseite dieses Loslassens wird immer dann wahrnehmbar, wenn es sich um ein unkontrolliertes, wahlloses Hinterlegen eigener Standpunkte und unerbetener Meinungsäußerungen handelt, als ein Bild der sexuellen Aktivität, die ohne Rücksicht auf die Person, mit der sie stattfindet, betrieben wird. Es gehört zur Entwicklung, die man als Mann anstreben kann, solche Unterschiede wahrzunehmen und dementsprechend zu leben.

Der Weg des Samens

In Aufklärungsfilmen für Kinder wird häufig auf humoristische Weise dargestellt, wie sich emsig voranbewegende Samenzellen einen Weg zum Ziel bahnen. Samen sind nicht nur Samen, sie verfügen auch über eine eigene Fortbewegungsmöglichkeit, und sie haben eine eigene Energiequelle. An der Spitze der Samenzelle befindet sich eine Substanz, die erst dann in Aktion tritt, wenn die Eizelle erreicht worden ist. Das Erbmaterial bildet natürlich den Kern der Samenzelle, der Rest ist nur ein Vehikel, um das Erbgut an seinen Bestimmungsort zu tragen. Die Samenzellen machen sich auf den Weg, und hier handelt es sich tatsächlich um ein »survival of the fittest«. Nur eine der besten und schnellsten Zellen des gesamten Ergusses (üblicherweise also eine von zwanzig bis fünfzig Millionen) wird siegen und die Eizelle befruchten. Deutlich spricht der extreme Ehrgeiz der Samenzellen, die sich rücksichtslos ihren Weg bahnen, aus diesem Bild. Auch ›echte Männer‹ haben diesen Ehrgeiz: *Sie wissen, was sie wollen und mit wem und wie sie es bekommen können,* sagen wir in solchen Fällen. Dies kann zu blinder, triebhafter Herrschsucht führen und Fanatismus der schlimmsten Sorte hervorrufen. Andererseits aber auch das Durchtragen von Idealen unter schwierigsten Umständen oder auch die Durchsetzungsfähigkeit, die wir brauchen, wenn wir müde oder krank sind oder wenn wir ringsum Widerstand oder Boykott unserer Intentionen erleben. Die großen Pionierleistungen der Vergangenheit (man denke nur an die Entdeckungsreisenden, die Vorreiter der Emanzipation, Menschen, die Umweltverbrechen aufdecken usw.) erforderten diese Qualität der ›Samenbewegung‹. Wir können uns darin üben, indem wir lernen, unbeirrbar unser Ziel vor Augen zu tragen, ungeachtet aller vermeintlichen oder offensichtlichen Aussichtslosigkeit oder eines unerfüllbaren Zeitrahmens. Die Lichtseite dieses Bildes besteht darin, dass man seine Zeit und seine Möglichkeit richtig einteilt und verwendet und in allem sein Bestes gibt. Die Schattenseite sehen wir im erbarmungslosen Konkurrenzkampf und der Ellenbogenmentalität.

Die Verschmelzung von Ei- und Samenzelle

Die Eizelle kann sich für die ersten Samenzelle, die sie erreicht, öffnen oder aber auch nicht. Manchmal darf erst die zweite oder dritte Samenzelle in sie eindringen. Es sieht fast so aus, als ob hier eine Auswahl stattfände. So ist zum Beispiel das Geschlecht des Kindes davon abhängig, welche Samenzelle gewählt wird. Danach kann der Samen eindringen und das Erbmaterial eingebracht werden, worauf die Eizelle sich sofort wieder schließt.

Wir sehen, wie die männliche Samenzelle in die weibliche Eizelle aufgenommen wird. Das ist ein Bild der männlichen Qualität, die häufig Vernunft und Ratio mitbringt, um das Unbewusste und Gefühlsmäßige, womit das weibliche Element sich umgibt, zu bereichern. Wenn ein Mann einen Plan hat, etwas unternehmen möchte und dabei auf

Widerstände stößt, wird er von der weiblichen Warte aus häufig den für ihn unbegreiflichen Ausruf vernehmen: »Ich fühle das eben einfach so.« Das heißt: Hier ist die Eizelle wieder geschlossen. Aus diesem Vorgang können sich dann leicht fruchtlose Gespräche entwickeln.

Der Umgang von Mann und Frau miteinander sowie mit dem männlichen und dem weiblichen Element in uns selbst kann durch das Bild der gegenseitigen *Durchdringung* besser begriffen werden. Die umfassende Gegenwart des Weiblichen, die kreative Keimkraft, ist etwas ungeheuer Eindrucksvolles. Das Männliche sucht dieses weibliche Potenzial und will sich darin manifestieren. Denn erst die Verschmelzung führt zur Erneuerung. Erst wenn das gedankliche Element in das Gefühlsmäßige, Unbewusste aufgenommen wird und dort seine Keimsubstanz hinterlässt, kann neues Leben entstehen.

Die wache Gedankenkraft ist die auflösende Kraft, die der Eihülle begegnet. So wie der Prinz die Dornenhecke im Märchen von Dornröschen durchdringen muss, so muss auch die Klarheit des Denkens bis zur Fähigkeit zur Erneuerung vordringen.

Die Verschmelzung beider durch ihre Integration und der Beginn eines Entwicklungsprozesses kann uns lehren: Wir dürfen in einer Beziehung nicht so dahinschmelzen, dass wir unser Eigensein verlieren, sondern wir sollen nach dem Finden eines guten Impulses bzw. nach dem Eingehen einer neuen Beziehung eine fruchtbare Entwicklung anstreben, die die Entfaltung der jeweiligen Individualitäten fördert. Genau so wie sich auch die Chromosomen weisheitsvoll anordnen!

Jedes gute Buch zum Beispiel ist wie eine Samenzelle, die unsere Seele öffnen möchte. Was tun wir damit? Wenn wir sie in uns aufnehmen, dann aber links liegen lassen, wird es zu nichts führen. Eine endlose Befruchtung durch neue Ideen, ohne diese auszuarbeiten, ist ebenfalls sinnlos: Die Eizelle schließt sich nach der Befruchtung. Eine einzige Samenzelle genügt, der Rest hat Pech gehabt. Darum gilt: Zuerst eine Idee und eine Initiative gut ausreifen lassen, danach erst die nächste. Manchmal ergibt sich ein Zwilling, in besonders seltenen Fällen auch ein Drilling, doch mehr nicht. Bevor wir es uns versehen, sind wir schwanger mit Dutzenden von Ideen, Vorsätzen und Aufgaben. Dies führt zur Überlastung und einem frühzeitigen Ende. Das Bild der Aufnahme der Samenzelle und des Sich-Abschließens der Eizelle zeigt uns eine vielsagende und lehrreiche Alternative.

Wenn Sie Vater werden

Ein Mann kann keine Kinder gebären, dennoch wird er Vater eines Kindes. Was bedeutet es, wenn ein Mann ›passiv‹ zuschauen muss, wie seine Frau neues Leben gebiert, wie sein Kind geboren wird? Was sagt uns das?

Natürlich kann der moderne Mann eine höchst aktive Rolle spielen und seine Frau beim ganzen Geburtsprozess aktiv unterstützen. Doch das Gebären selbst bleibt den Frauen vorbehalten.

Was sagt es uns, dass die Bildaussage dieser Aktivität genau umgekehrt erscheint wie das, was wir zu Beginn als das Bild eines ›echten Mannes‹ skizzierten? Dort handelte es sich um die enorme Produktivität, Aktivität und das Loslassen des männlichen Prinzips, wofür die Produktion und Ausstoßung der Samenzellen Bild sind.

Der Mann nimmt bei der Geburt eine abwartende Haltung ein, und nur in dem Maße, wie er die Frau und das Kind liebt, leidet und liebt auch er beim ganzen Prozess der Geburt mit. Die Frau ist enorm in Bewegung, große Prozesse von unbekannter Stärke bewegen sie. Sie öffnet sich, lässt los, blutet und presst. Für manchen Mann ist dies einerseits schwierig, andererseits auch eine enorm tiefgreifende Erfahrung.

Hier sagt uns das Bild, dass Sie als Mann lernen müssen, sich auch zurückzuhalten und zu erkennen, dass hier eine höhere Macht am Werk ist als nur die Kräfte dieser Welt. Das Wunder der Geburt will nicht nur dem Körper eines neuen Menschenkindes das Leben schenken, sondern auch den Geist, das Spirituelle in jedem Vater auferstehen lassen. Mit jedem Kind wird der Mann – wenn er ein echter Mann ist – nicht nur mehr Vater, sondern auch mehr Mensch. Er fügt seinen Lebensinhalten die geistige Dimension, die Dimension des Vorgeburtlichen und des Nachtodlichen, hinzu.

Dafür brauchen Sie natürlich keine Kinder zu bekommen, doch Sie müssen sich bewusst anstrengen, um die Sinnhaftigkeit und die geistige Dimension des Daseins zu ergründen. Ein Leben in Stille, Besinnung, mit tiefgreifenden Gesprächen, Studium, Meditation und Gebet bildet Vaterkräfte im Mann aus, auch wenn er vielleicht selbst niemals Vater werden wird.

So entsteht aus den Keimen, die ein Mensch in sich trägt, jedes Mal eine neue, zweite Geburt eines höheren Menschen. Dieser höhere Mensch ist unser besseres Selbst, die Entfaltung dessen, der wir in Wirklichkeit sind. Auf diese Weise will sich jeder an der Grenze des Lebens wiederfinden. Wer den physischen Geburtsprozess als rein technischen Vorgang auffasst, wird auch das Leben eher als ein rein zufälliges Zusammenspiel von Umständen betrachten, aus denen man eben das Beste machen muss.

Echte Männer und die echten männlichen Qualitäten in jedem Menschen streben zielvoll danach, ihre Zielsetzungen in Stille zurückzunehmen und das Wunder der zweiten Geburt in sich und im anderen entstehen zu lassen.

Der richtige Name

Ein Name ist der Klang, durch den ein Mensch von Geburt an erlebt: Damit bin ich selbst gemeint. Alles in meiner Umgebung bekommt einen Namen und eine Bedeutung, doch dieser eine Klang wird mein Name. Die Menschen, die diesen Namen benutzen, tun dies mit der Absicht, etwas zu mir oder über mich zu sagen. Sie rufen und benennen mich immer mit demselben Klang, demselben Wort. Ein kleines Kind beginnt daher auch nicht mit der Formulierung »ich will« oder »ich habe«, sondern mit der dritten Person Einzahl. Es sagt den eigenen Namen, wenn es sich selbst meint. »Karl will schlafen« oder »Karl hat sich wehgetan«, statt zu sagen: »Ich will schlafen« und »Ich habe mir wehgetan«. Das Kind ahmt den Klang nach, den andere Menschen für seine Person benutzen. Selbstverständlich spielt es dabei eine große Rolle, ob man sein Leben lang Anita heißt oder Ruth bzw. Jan oder Vinzent.

Denn zu jedem Klang gehört ein anderes Gefühl, eine andere Realität. Sprache ist etwas Lebendiges! Wir drücken uns selbst in dem aus, wer wir sind und wie wir uns und alles andere empfinden und es beurteilen. Eine große Verwirrung tritt auf, wenn mehrere Kinder in derselben Umgebung denselben Namen tragen. Zunächst ist es für ein Kind völlig unbegreiflich, dass jemand seinen Namen nennt und doch einen anderen damit meint. Sogar in den Ohren eines Erwachsenen klingt es seltsam, wenn jemand in einer belebten Umgebung hört, dass sein Name gerufen wird, und ein anderer darauf reagiert.

Kinder, die im Familienzusammenhang denselben Namen erhalten wie andere, werden mit der Erfahrung belastet, dass sie innerhalb der Familie gewissermaßen austauschbar sind. Wenn eine Nichte oder ein Neffe nach derselben Großmutter benannt wird oder ein Sohn denselben Vornamen trägt wie sein Vater, so sind das im Grunde verwirrende Botschaften. Ihr Name sagt, dass es sich um Ihre individuelle Person handelt, und zugleich gibt es mehrere mit diesem Namen ... Wer ein Kind gerne nach einem anderen Menschen benennen möchte, tut besser daran, dem Kind einen eigenständigen Namen zu geben, sodass der Klang, mit dem es bezeichnet wird, individuell bleibt. Wenn der Vater beispielsweise Hans heißt und Hansi genannt wird und Sie möchten Ihrem Kind denselben Namen geben, können Sie es zum Beispiel Hannes oder Johannes nennen.

Jedes Mal, wenn wir etwas aussprechen und benennen, vollziehen wir gewissermaßen eine Handlung, eine Tat. Warum ist es so schön, wenn Ihr Partner oder ein anderer Mensch Ihnen sagt, dass er Sie liebt? Meistens wissen wir das schon längst. Doch jedes Mal, wenn es aufs Neue ausgesprochen wird, klingt es so, als ob es neu geschähe, aufs Neue Wirklichkeit würde. So ist es auch beim Nennen eines Namens. Sie bestätigen Ihr Kind jedes Mal aufs Neue, wenn Sie es bei seinem Namen nennen.

Manche Beziehung, in der das Wesen des anderen schon länger verleugnet wird, kennzeichnet sich dadurch, dass der Name dieses anderen nicht mehr ausgesprochen wird.

Die Vermeidung der Namensnennung verrät, dass ein Mensch instinktiv weiß, dass mit dem Klang eines Namens viel mehr verbunden ist, als man oberflächlich zunächst annehmen würde.

Wenn ein Mensch einen kurzen, kräftigen Namen erhält wie zum Beispiel Tom oder Britt, so geschieht mit ihm etwas anderes, als wenn sein Name lang und fließend wäre, wie zum Beispiel bei Barbara oder Joachim. Als künftige Eltern entscheiden Sie – meistens mit lebenslanger Gültigkeit – was jedes Mal für einen kurzen Moment mit Ihrem Kind geschieht, wenn es seinen Namen hört. Wenn Sie die Namen eines Vornamenlexikons einmal der Reihe nach laut aussprechen, werden Sie bemerken, dass mancher Name sich eher *schließt*, andere wiederum sich mehr *öffnen*. Dann hören Sie selbst, dass Annabelle etwas ganz anderes ist als Lisa, und Fabian etwas ganz anderes als Joe oder Johnny.

Beim Suchen des Namens für Ihr kommendes Kind ist es auch möglich, die Frage anders zu stellen als nur mit dem oberflächlichen Gesichtspunkt, was denn »ein netter Name« wäre. Sie können versuchen, den Namen zu finden, der zu Ihrem *Kind* passt. Sie können erspüren und entdecken, welchen Namen das ungeborene Kind tragen will. Wenn Sie hier aufmerksam sind, werden Sie manchmal bemerken können, dass Ihnen gelegentlich ein Einfall zuteil wird, der Ihnen dabei hilft. Der Wesenskern eines Kindes hat sich bereits vor der Empfängnis mit dem Vater verbunden und das Bild des Kindes mit der Mutter. Der Vater empfängt den neuen Menschen in dem Bewusstsein, *wer* er ist, und die Mutter in seiner Eigenschaft, *wie* er ist. Beide können Eingebungen haben, die zu wundersamen, deutlichen Wahrnehmungen führen können. So berichtete mir ein Vater einmal Folgendes über die Namensfindung bei seinen Kindern (aus Gründen des Persönlichkeitsschutzes wurde der Name verändert):

»Sein erstes Kind bekam seinen Namen nach längeren Anstrengungen. Es wurden Bücher über Vornamen und deren Bedeutungen gekauft und mit Interesse studiert. Die Mutter trug das Kind bereits seit Monaten in der denkbar intensivsten Verbindung in sich, und eigentlich sollte sie, so die Meinung des Vaters, doch am ehesten seinen Namen wissen. Doch erst einen Tag nach der Geburt und nach längerem Zögern der Mutter wurde der Name bekannt gegeben. Wie anders war es bei der Ankunft des zweiten Kindes. Zwei Monate, nachdem die Ankunft dieses Kindes bekannt geworden war, es war ein schöner, sonniger Tag, betrat der Vater am Ende eines Arbeitstags das Haus. »Sie heißt Luise«, ertönte es aus seinem Mund. Und er wusste ganz klar, dass es ein Mädchen werden würde – ohne Ultraschalluntersuchung! Es war, als hätte er blitzartig ihren Namen erkannt. Sieben Monate später wurde tatsächlich ein Mädchen geboren. Und es hieß Luise!«

Ich habe eine Mutter erlebt, die ihrem Kind einen Namen geben wollte, der in der Ahnenreihe vorkommt und den sie selbst sehr schön fand. Doch während eines Kindergeburtstags begriff sie plötzlich, dass ihr Kind ganz anders heißen müsse. Diesen neuen Namen fand sie zwar weniger schön, doch sie horchte auf ihren Impuls und nannte ihr Kind bei seinem Namen. Viele Jahre später, als sie auf den Entwicklungsweg ihres Kindes zurückblickte, begriff sie erst, wie richtig der Entschluss zur Namensänderung gewesen war.

Manchmal ändern Erwachsene ihren Vornamen. Plötzlich heißt Jutta Yolanda oder Elsa Eline. Manchmal passt der neue Name viel besser, und auch wenn wir uns anfangs noch sehr daran gewöhnen müssen, kann es doch sein, dass wir später erleben, dass der neue Name nicht nur viel schöner ist, sondern auch wahrer, dass er besser zu seiner Trägerin passt. Von Männern hört man eigentlich niemals, dass sie ihren Namen verändert haben, aber dafür benutzen sie umso mehr Bei- und Spitznamen für ihre Freunde und Verwandte. Ist es vielleicht so, dass sie sich auf diese Weise Namen ausdenken, die zu der Rolle gehören, die der andere in dem jeweiligen Zusammenhang einnimmt?

Wer einem Menschen seine Menschenwürde nehmen will, der nimmt ihm seinen Namen und gibt ihm stattdessen eine Nummer. Dann ist dieser Mensch im doppelten Sinn ein Gefangener. Es sagt viel darüber, dass wir im alltäglichen Sprachgebrauch, bei der Arbeit oder in der Schule, manchmal sagen, dass wir »nur eine Nummer« seien, wenn wir zum Ausdruck bringen wollen, dass wir nicht als Persönlichkeit wahrgenommen und geschätzt werden. Systeme, die von ihren Mitgliedern blinden Gehorsam fordern, lieben die Vergabe von Nummern ebenfalls, wie es bei Gefangenen, aber auch bei den Finanzämtern schon immer üblich war.

Früher war der Gebrauch der Anrede *Sie* und die Bezeichnung als *Herr* und *Frau* üblicher als heute. Man blieb länger dabei, als es heute der Fall ist. Erst wenn man eine starke und persönliche Beziehung zu einem anderen Menschen aufgebaut hatte, konnte es sein, dass sich das Sie in das vertraulichere Du und den Vornamen wandelte. Diese Gewohnheit sorgte dafür, dass eine gewisse gesunde Distanz zum anderen erhalten blieb. Vielleicht war diese Konvention eine Folge dessen, dass Menschen damals noch spürten, dass mit uns etwas ganz Besonderes geschieht, wenn jemand unseren Namen ausspricht; dass dadurch eine viel größere Nähe zueinander entsteht.

Fragen Sie sich also, wenn sich ein Kind ankündigt, ob es nicht nur den Willen hat, geboren zu werden, sondern auch einen *Namen*. Wenn Sie diese Frage offen lassen und auf die Stimme des Ungeborenen horchen, werden Sie früher oder später dessen eigenen Namen entdecken. Dann schenken Sie dem Kind die Klänge, die sein ganzes Leben zu ihm passen und die ihm helfen, sich in dieser Welt und in der Begegnung mit anderen Menschen zu Hause zu fühlen. »Nenne mich bei meinem eigenen Namen« – das ist die Hoffnung und zugleich die Bitte Ihres Kindes.

Eltern und Schwiegereltern

... sollten sich nicht einmischen und dennoch jederzeit mit warmem Interesse und Aufmerksamkeit den Weg ihrer erwachsen gewordenen Kinder verfolgen. So simpel ist die Sache. Oder etwa doch nicht?

Ihre Eltern und Schwiegereltern, Ihr sonstiger Familienkreis und Ihre Freunde gehören zu Ihrem häuslichen sozialen Umkreis. Ein Kind wird so weitgehend, wie es eben möglich ist, in eine Umgebung hineingeboren, mit der es einen inneren Zusammenhang besitzt. Die Eltern, Freunde und Freundinnen, Brüder und Schwestern, es sind alles »Feen, die um die Wiege stehen«, wie es im Märchen von Dornröschen geschildert wird. Sie bringen Ihrem Kind und auch Ihnen selbst etwas mit, nicht nur in der Gestalt von Geschenken, sondern etwas, das viel weiter reicht. Im Falle der Eltern und Schwiegereltern wird ihnen die Erbsubstanz geschenkt, doch dahinter verbirgt sich auch ein Familienschicksal und ein Familienleben.

Gestatten Sie mir, ein Beispiel aus den Niederlanden anzuführen, um das zu verdeutlichen. Stellen Sie sich vor, Sie würden als ein Kind von Prinz Willem Alexander und Prinzessin Maxima geboren, so werden Sie als Amalia natürlich eine äußere Ähnlichkeit mit Ihren Eltern aufweisen, aber Sie sind zugleich auch ein »Kind von Oranien«, und alles, was Ihre Ahnen gelebt und erstrebt haben, strömt durch Sie hindurch. Es gibt eine Art Gewebe, in welches jeder neue Familienspross neue Fäden hineinwebt, nach einem Muster, das zuvor nicht erkennbar war. Diese Familie hat eine verantwortungsvolle Volksaufgabe zu erfüllen, und dadurch hat sie die dazugehörenden Fähigkeiten zu entwickeln. Dies alles hängt miteinander zusammen, wenn auch jedes individuelle Mitglied, wenn es einmal erwachsen ist, seine eigenen Entscheidungen treffen und einen eigenen Weg gehen kann. Sie bauen Ihr Haus auf Fundamente, die bereits durch die Familien gelegt worden sind, in die Sie hineingeboren wurden, auch wenn Sie in der Pubertät und im Erwachsenenalter dieses Haus wiederum um- oder ganz neu bauen können.

Dies alles bedeutet nicht, dass ein Erwachsener sich stärker als Familienmitglied denn als selbstständiges Individuum fühlen sollte – das wäre nicht mehr zeitgemäß. Wir haben uns heute zu einer inneren Selbstständigkeit weiterentwickelt, die sich in einer befreiten oder freigekämpften Beziehung zu den familiären Prägungen und Bindungen realisieren und entwickeln kann.

So sehen wir in den Niederlanden, dass Prinzessin Irene völlig andere Wege geht als ihre ältere Schwester Beatrix. Selbstständige Menschen sind frei und können viele originelle Wege beschreiten.

Andererseits: Leugnen zu wollen, dass ein Kind mit der Familie zusammenhängt, in die es hineingeboren wird, ist ebenfalls ignorant. Das ist ebenfalls überholt. Die Welt der Ungeborenen ist eine Welt, die zunächst von einer unglaublichen Aktivität gekennzeichnet ist. Es wird dort intensiv daran gearbeitet, einem neuen Körper Gestalt zu verleihen, und dies tun nicht nur die Engel, es spielen dabei auch die gestaltenden Kräfte und Verbindungen zu unserer Familie und anderen verwandten Seelen eine Rolle. Darum können wir manchmal bei der ersten Berührung eines Kindes das so unglaublich starke Gefühl haben, dass dieses neue zarte Wunder zugleich auch etwas ganz Eigenes ist. Es kann dann einsehbar werden, dass mancher Ahne im Vorgeburtlichen an dem Konzept, dem Bauplan des neuen Menschenkindes mitgewirkt hat. Dem wurden später noch viele Änderungen und persönliche Einzelheiten hinzugefügt. Dies hängt damit zusammen, dass jeder Mensch aus früheren Leben quasi ein ›Päckchen‹ mitbringt, ein Päckchen voller Möglichkeiten, Hoffnungen und Aufträgen. Manchmal erschrickt man darüber!

Spannend wird dieses Thema in dem Buch *Die Zwillinge* von Tessa de Loo, entwickelt, das auch verfilmt wurde. Die Autorin lässt Zwillingsschwestern als Folge des Krieges von ihren frühen Kinderjahren an voneinander getrennt aufwachsen – das eine Kind als ein niederländisches

Mädchen, das andere als ein deutsches. Wenn sie einander am Ende ihres Lebens begegnen, erkennen die beiden viele Gemeinsamkeiten und zugleich starke individuelle Prägungen.

In Australien kam man vor einigen Generationen auf die unglückselige Idee, den Aborigines ihre Kinder wegzunehmen und sie von weißen Eltern adoptieren zu lassen. Dies zum allgemeinen Nutzen der Kultur, denn die Kinder bekämen dann eine anständige Erziehung und Schulausbildung.

So etwas kann nur ein materialistisch denkender Mensch aushecken. Wer sich nur ein paar Gedanken darüber macht, dass jedes Kind in sinnvolle Zusammenhänge hineingeboren wird, dem graust vor solchen Taten. Der Plan ist dann tatsächlich auch völlig misslungen. Die Kinder zeigten starke Entwurzelungserscheinungen und sogar Heimweh nach etwas, das sie gar nie kennengelernt hatten. Und die Eltern blieben untröstlich. Inzwischen hat man den Fehler eingesehen und Entschädigungen angeboten. Aber die Heimatlosigkeit dieser Menschen, die in so jungem Alter und so existenziell aus ihrem Geburtszusammenhang herausgerissen wurden, hat zu großen psychischen Problemen geführt. Dies ist ein erschreckendes Beispiel dafür, was geschehen kann, wenn das Denken materialistisch innerhalb der Grenzen von Geburt und Tod verharrt. Die Aborigines selber wissen nur zu gut, dass die Kinder aus einer Welt der Ungeborenen stammen. Sie spüren und bemerken diese ungeborenen Seelen, und es sind die Männer, die von dem neuen Kind träumen, wenn es kommen möchte. Das Träumen fällt ihnen heute nicht mehr so leicht, und auch die Kinderzahl ist rückläufig. Welches Volk, kann man da nur fragen, ist hier eigentlich das primitive?

Im Interesse aller Beteiligten ist es wichtig, dass Sie Ihren Eltern und Ihren Schwiegereltern eine Möglichkeit geben, eine Beziehung zu Ihren Kindern aufzubauen und zu pflegen. Dann können Sie das miteinander ausleben, was Sie ausleben müssen. Noch vor Kurzem berichtete mir eine ledige Mutter, wie ihr einziger Sohn von ihrem Vater während der gesamten Kindheit und Jugend stellvertretend ›bevatert‹ wurde. Großvater und Enkel hatten eine große Nähe zueinander aufgebaut, und es scheint mir undenkbar, dass ein solches Band nicht bereits ein vorgeburtlicher Wunsch des Kindes gewesen ist.

Wenn Sie einmal aufmerksam um sich blicken, werden Sie um sich herum überall solche besonderen Bande entdecken, die für Ihr Kind von allergrößter Wichtigkeit sind. Isolieren Sie Ihre Eltern deswegen nicht von Ihren Kindern, auch wenn deren Erziehungsstil manchmal nicht ganz Ihren eigenen Vorstellungen entsprechen mag. Sie entscheiden selbst, ob Sie Kinder zur Welt bringen wollen, aber häufig ist es so, dass auch Ihre Eltern sensibel spüren, wozu sie sich entschlossen haben. Denn einst haben sie sich selbst für Ihre Zukunft entschieden!

Wenn Sie schwanger sind, aber auch wenn Sie nicht schwanger werden können oder wollen, hat dies immer auch Konsequenzen für Ihre Eltern; deswegen ist es gut, wenn Sie sie in das Ganze mit einbeziehen. Werfen Sie ihnen nicht vorschnell an den Kopf, dass sie doch gar nichts davon verstehen. Häufig ist es die Angst davor, nicht verstanden zu werden, die zu einem Riss zwischen den Generationen führt. Tolle Eltern mit viel Lebenserfahrung sind häufig eine echte Hilfe, denn sie verfügen über die Fähigkeit, Ihre Freude und Ihren Kummer besonders intensiv mit Ihnen zu teilen, insbesondere im Umkreis von Schwangerschaft und Geburt. Dass sie dies tun, ist gut für alle, auch für Ihr ungeborenes Kind. Denn alle Menschen um Sie herum bilden gewissermaßen den menschlichen Nährboden, in dem Sie sich mit Ihrem kleinen Kind verwurzeln können und der eventuelle Schwierigkeiten auffangen kann. Achten Sie darum gut darauf, zu wem Sie kurz vor der Schwangerschaft oder während der Schwangerschaft in Beziehung treten. Welche Bande zerbrechen oder werden sogar stärker? Es besteht eine große Chance, dass Ihr ungeborenes Kind bereits vor Ihnen seine Geburtsanzeigen versandt hat!

Mit wie viel Kindern ist die Familie vollständig?

Wenn Sie ein Kind oder mehrere bekommen haben, herrscht in Bezug auf die Kinderfrage eine Zeit lang Ruhe. Sie haben alle Hände voll zu tun mit dem, was Ihnen da abverlangt wird, und Ihr Haus, Ihr Auto und Ihr Wochenprogramm sind bis zum Rand gefüllt. Und dann plötzlich, in einem unvorhersehbaren Moment, kann die Sehnsucht nach einem Kind wiederkehren. Vielleicht taucht die Frage auf, wenn Sie gerade ein wenig zur Ruhe kommen, während der Ferien oder einer Grippe. Oder schwangere Freundinnen lösen sie aus. Wie auch immer: Da ist das inzwischen vertraute ›Kribbeln‹ wieder. Sollten Sie nicht doch noch ein Kind kriegen? Eins ist so allein, zwei sind so begrenzt, drei sind so unausgeglichen, wo vier sind, können auch fünf aufwachsen. All diese Gedanken illustrieren, dass sich immer etwas finden lässt, wodurch der neue Kinderwunsch begründet werden kann.

Auffallend ist, dass die Idee, ein weiteres Kind zu bekommen, meistens bei der Mutter auftaucht. Junge Väter haben die frühere(n) Schwangerschaft(en) intensiv miterlebt und natürlich auch die Zeit danach, wo sie dabei halfen, die Babys zu manchmal unmöglichen und ungünstigen Zeiten zu versorgen. Sie sind von einem starken Verantwortungsgefühl für das Leben ihrer Kinder erfüllt. Denn Emanzipation hin oder her: Männer erfahren die Verantwortung für die Daseinsbedingungen der Kinder sehr nachhaltig. Sie sorgen sich zwar auch darum, ob es den Kindern gut geht, doch die materielle Tragfähigkeit, derer es dafür bedarf, wiegt schwer für sie. Sie müssen jetzt Arbeit haben, möglichst ein festes Einkommen, ausreichend großen Wohnraum und finanzielle Mittel, sonst kommt die Familie nicht über die Runden ...

Dies bringt die Notwendigkeit mit sich, im Beruf hart zu arbeiten und möglichst Karriere zu machen. Der eigene natürliche Ehrgeiz, etwas zu erreichen, wird jetzt durch die Aufgabe, *für die Familie* etwas zu erreichen, noch hochgeschaukelt. Währenddessen ist die Arbeitssituation bei Weitem nicht immer angenehm, dort herrschen vielleicht viel Stress und Unsicherheit.

Das Vertrauen, dass alles gut wird und alles, was notwendig ist, auch vorhanden sein wird, ist etwas, das Eltern erst im Laufe der Jahre entwickeln. Wenn man gerade erst eine Familie gegründet hat, hat man noch gegen eine gewisse Unruhe und das Gefühl der Unsicherheit in Bezug auf das zu kämpfen, was die Zukunft bringen wird. All das bewirkt, dass vor allem Väter sich vornehmlich mit den Fragen auseinandersetzen, die mit der momentanen Situation zusammenhängen und nicht mit einer zukünftigen. Und ein weiteres Kind ist einfach eine solche neue Frage, eine neue Verantwortung. Obwohl auch die Mütter von Sorgen um ihre Kinder erfüllt sind, bleiben sie viel sensibler für diese unlogische kleine Stimme in ihrem Hinterkopf, die von einem neuen Leben singt (und manchmal auch drängelt!).

In Gesprächen, die daraufhin geführt werden, können folgende rationale Einwände auftauchen:

– Wir haben doch schon genug Kinder.
– Wir haben jetzt schon so viel Stress.
– Wir haben kein freies Zimmer mehr.
– Das alles ist viel zu teuer, die Kinder sollen irgendwann auch noch studieren können!
– Ich habe die Energie nicht mehr, wieder so oft nachts aufzustehen und ein Baby zu wickeln oder zu trösten.
– Ich habe einfach keine Lust mehr auf all das, alles beginnt dann wieder von vorn; ich will mehr Freiheit und Zeit für mich haben.

Dies sind die mehr persönlichen Gründe. Objektivere Einwände können etwa so aussehen:

- Es herrscht bereits Überbevölkerung.
- Es gibt zu wenig nachhaltige Energie, unsere konventionellen Energievorräte gehen zur Neige.
- Weltweit gibt es so viele Kinder, die an Nahrungsmangel leiden.
- Wir sollten lieber etwas für die Länder tun, in denen es Kindern schlecht geht und es viele Waisen gibt.

Diese Argumente stellen häufig die Außenseite eines tiefer liegenden Vorbehaltes dar, der zumeist nicht artikuliert wird.

Spricht ein junger Vater konkret aus, dass er vor einer noch größeren Verantwortung zurückschreckt? Außerdem ist es noch die Frage, ob er sich dessen überhaupt bewusst ist.

Spricht eine Mutter konkret aus, dass sie keine Kinder mehr will, weil sie Angst hat vor einer neuen Geburt? Oder davor, dass sie ein behindertes Kind bekommen könnte? Auch für die Mutter braucht ein solches, tiefer liegendes Motiv nicht immer klar zu sein. Für sie gibt es Einwände, die sehr rasch formulierbar sind. Zum Beispiel, dass es nicht mehr möglich ist, weiter an der eigenen Karriere zu zimmern, wenn noch Kinder hinzukommen. Dass sie wieder durch eine Schwangerschaft ans Haus gebunden ist, stillen muss und so weiter – alles Dinge, die bei der Entscheidung für ein zweites Kind oder weitere Kinder eine große Rolle spielen. Sie weiß, worauf sie sich einlässt!

In der Praxis hört man jedenfalls selten, dass der Vater sehr gerne weitere Kinder möchte, die Mutter dagegen nicht. Wenn die Mutter diejenige ist, die Vorbehalte hat, dann wird es nur selten einen Vater geben, der sich schwer damit tut. Doch wenn ein Vater keine weiteren Kinder mehr möchte, ist dies für manche Mutter durchaus ein großes Problem.

Man kann sich fragen, woher dies kommt. Ich vermute, dass Frauen, die einmal ein Kind ausgetragen und geboren haben, sich eine stärkere Sensibilität gegenüber den Ungeborenen erhalten haben. Sie erfahren häufig nur allzu deutlich, dass ein Kind bei ihnen anklopft, auch dann, wenn ihnen gar nicht der Gedanke kommt, dass der Kinderwunsch eventuell gar nicht von ihnen selbst stammt, sondern nur von ihnen gehegt wird, und dass auch hier das Ungeborene ein deutliches Wörtchen mitredet.

Das Sich-Einstellen auf das ungeborene Kind während einer früheren Schwangerschaft, der Niederkunft und der Zeit des Stillens hinterlässt tiefere Spuren, als man sich gemeinhin eingesteht. Man ist als Frau gewissermaßen *online* geblieben. So sagte ein weiser Vater einmal, als seine Frau ihm mitteilte, dass sie gern noch ein drittes Kind hätte: »Beim Zweiten hattest du auch recht, obwohl ich es mir damals noch nicht vorstellen konnte. Diesmal wirst du also wieder recht haben.«

Ein Kind bekommen – tut man das nicht auf der Grundlage einer gemeinsamen Entscheidung? Am besten schon. Dass diese Einmütigkeit nicht immer vorhanden ist und auch nicht immer zustande kommt, wird deutlich sein. Sprechen Sie daher in aller Offenheit miteinander, wenn sich ein Kinderwunsch meldet. Bewegen Sie die Frage und suchen Sie so lange nach einem Konsens, bis alle drei Beteiligten zufrieden sind. Ich sage bewusst »alle drei«, denn ein solcher Kinderwunsch zeugt viel stärker vom Willen eines Kindes als dem der Eltern. Respektieren Sie den Standpunkt der anderen und suchen Sie gemeinsam nach einer menschenwürdigen Lösung. Manchmal ist es gut, wenn das Ja des einen Elternteils noch ein wenig Zeit bekommt und der Kinderwunsch so lange ruhig durchgehalten wird, ohne sofort fordernd oder gar zwingend zu werden. Manchmal kann das Nein des einen Partners dazu führen, dass sich der andere noch mehr Zeit nimmt, Kraft und Mut zu sammeln, in welcher das Vertrauen wachsen kann, *dass einem im Leben nie mehr auferlegt wird, als man im Prinzip auch tragen kann.*

Auf diese Weise wird allmählich ein Weg zu einem gemeinsamen Entschluss gefunden. Auch in diesem Prozess bitten Sie das ungeborene Kind um die Zeit, die Sie brauchen, bis Sie dafür bereit sind. Auf jeden Fall kann dem Kind mitgeteilt werden, dass Sie seinen Wunsch gehört und verstanden haben und dass Sie sich mit seiner Bitte, geboren werden zu dürfen, beschäftigen. Aufs Neue können Sie hier den Engel des Kindes, aber auch Ihren eigenen, einbeziehen. Dann denken Sie vielleicht nicht nur allein oder zu zweit über diese Frage nach, sondern Sie sind dann bereits zweimal drei Beteiligte. Drei Menschen und drei Engel. Auf diese Weise muss sich doch eine befriedigende Lösung finden lassen!

Angst ist allerdings ein schlechter Ratgeber. Wir sagten es schon, im Leben ist eine Weisheit wirksam, die uns das gibt und abverlangt, was wir auch tatsächlich tragen können, auch wenn dies zunächst nicht so aussieht. Während einer Geburt empfindet manche Frau, dass sie jetzt wirklich am Ende ihrer Kräfte ist, doch meistens ist es genau dieser Moment, in dem das Kind dann tatsächlich geboren wird. Wenn Vertrauen zur Grundlage wird, auf der Sie Ihr eigenes Leben und das anderer betrachten, sieht alles anders aus. Sie werden dann viel weniger die Neigung haben, dem Leben misstrauisch gegenüberzustehen oder sich selbst zu unterschätzen. Die Ruhe und das Gleichgewicht, die dadurch entstehen, sind eine gute Gesprächsbasis.

Sorgen Sie dafür, dass es während der Gespräche, die Sie miteinander führen, nicht zu einem Kampf darum kommt, wer der Stärkste oder der Klügste ist. Viel besser ist es, die aufgeworfene Frage von allen Blickwinkeln aus zu betrachten und dem anderen die eigenen tieferen Gefühle anzuvertrauen. Wenn nach einem langen und intensiven Sprechen und Suchen die Entscheidung fällt, dass kein neues Kind mehr kommen soll, so sagen Sie dies dem Ungeborenen. Sprechen Sie Gedanken auch laut aus, liebevoll und aus Ihrem Herzen heraus, und erzählen Sie dem Kind, dass es sich einen anderen Weg suchen muss. Ich sage es nochmals: Es wird Sie immer hören. Eine Entscheidung, die Sie gemeinsam in Liebe und Respekt voreinander und dem Ungeborenen gefällt haben, wird dazu führen, dass Sie auch deren Konsequenzen tragen können.

Viel schwieriger liegt die Sache, wenn es trotz aller Verhütungsmittel und Familienplanung plötzlich doch zu einer Schwangerschaft kommt. Manches Ehepaar, das bereits die Vierzig überschritten hat und der Meinung war, die Familie sei nun komplett, kann sich von einem solchen zusätzlichen Kind gewissermaßen überfallen fühlen. Durch die Tatsache, dass die Mutter schwanger ist und sich auch schwanger fühlt, rückt für sie die Realität eines Kindes stark in die Nähe, auch wenn sie sich nicht bewusst dafür entschieden hat. Für den Vater ist die Sache manchmal viel schwieriger, er war nicht mehr darauf eingestellt, und sein Körper bildet keine Schwangerschaftshormone.

Sie haben sich nicht bewusst dafür entschieden, doch manches Kind rutscht noch schnell durch einen Türspalt, der nur einen kurzen Moment lang ein wenig offen stand. Dann steht nicht mehr viel Bedenkzeit zur Verfügung, und das Gespräch wird sich schnell um die Entscheidung für oder gegen eine Abtreibung drehen. Was dann?

Aus den Abtreibungsstatistiken geht hervor, dass fast die Hälfte der Frauen, die eine Abtreibung durchführen ließ, bereits Kinder hatte, außerdem ist ein großer Prozentsatz von ihnen verheiratet. Schwangerschaften mit einem dritten, vierten oder fünften Kind enden somit häufig in einer Abtreibung. Ursache ist meistens, dass es sich um eine ungeplante und ungewünschte Schwangerschaft handelt. Manchmal betrifft sie auch ein Kind, das unter Umständen beim einen Elternteil, meistens wird es die Mutter sein, durchaus nicht so unerwünscht war. Eine Abtreibung bedeutet dann neben dem Leid des ungeborenen Kindes auch häufig verborgenes Leid der Frau, weil eine Schwangerschaft abgebrochen wurde, ohne dass sie voll hinter diesem Eingriff stand. Dies kann sich zu einem (unausgesprochenen) Vorwurf innerhalb der Beziehung auswachsen, und dies wirkt sich wiederum negativ aus. ›Geheimkonten‹ innerhalb einer Beziehung führen nicht selten zum künftigen Bankrott eben dieser Beziehung. Das Vermeiden solcher Konten ist möglich, das Ausgleichen jedoch nicht immer, vor allem nicht, wenn sie halb vergessen und versteckt in der untersten Schublade des Gefühlslebens landen. Die Wirkung und die Bedeutung solcher unumkehrbarer Entschlüsse ist so groß, dass Sie sich und Ihre Beziehung enorm schützen können, wenn Sie offene Gespräche, sowohl darüber, was bei unerwarteten Schwangerschaften zu tun ist, wie auch im anderen Fall, dass Sie eigentlich doch noch ein Kind möchten, führen.

Doch zunächst ist es das Wichtigste, der Tatsache ins Auge zu blicken, dass Sie, solange Sie fruchtbar sind, im Prinzip immer ›unerwarteten

Besuch‹ bekommen, das heißt, schwanger werden können. Sprechen Sie zuvor miteinander darüber, wie Sie sich verhalten, falls dies geschehen sollte. Tun Sie es in Freiheit und ohne Zeitdruck.

Wenn Sie von einer Schwangerschaft ›überfallen‹ wurden, nachdem aus Ihrer Sicht bereits ›genügend‹ Kinder da sind, kann Ihnen vielleicht die Äußerung eines alten Mannes hilfreich sein. Er stammte aus einer großen Familie aus der Vorkriegszeit mit über zehn Kindern. Er wurde gefragt, ob seine Eltern sich eigentlich noch über das vierte, fünfte, sechste und jedes weitere Kind gefreut hatten. Er dachte kurz nach und sagte dann nachdenklich: »Wir waren zwar rasch eine Menge Kinder, aber eigentlich war nie eines zu viel. Wenn am Tisch ein Platz leer blieb, haben wir überall gesucht, denn meine Eltern vermissten jeden meiner Brüder oder Schwestern.«

Vom Kinderwunsch zum Kinderwillen

Ein offenes Gemüt, frei von Eifersucht, Kleinlichkeit und ängstlichen Reaktionen, das ist die gesündeste Lebensbedingung für die soziale Verankerung Ihres Kindes. Es sucht die Möglichkeit bei den Eltern, aber indirekt auch bei denen, die dadurch für es erreichbar werden, geboren zu werden. Denn ›Ungeborensein‹ bedeutet, ein Leben voller Hoffnung und Erwartung zu führen, schon lange bevor die künftige Mutter schwanger ist. Wenn wir diese Wirklichkeit kennenlernen und mit Zuwendung und Ehrfurcht mit ihr umgehen, dann kann das Chaos in der Welt der Ungeborenen und in unserer Welt auf der Ebene des menschlichen Zusammenlebens rasch abnehmen. Dann finden wir im Leben den Menschen, den wir suchen, und dann wissen wir, wer bei uns geboren werden will. Dann haben wir den Übergang vom Kinder-Wunsch zum Kinder-Willen gefunden. Das heißt, wir hören auf die Stimme der Zukunft, und dadurch kann unsere Gesellschaft geheilt werden. Eine Gesellschaft, die heute häufig nicht viel weiter kommt, als die unerwünschten Elemente zu bekämpfen, während wir uns nach der Geburt einer neuen Menschlichkeit sehnen.

Schlussbetrachtung

Vieles von dem, was in diesem Buch dargestellt wurde, konfrontiert Sie möglicherweise mit völlig anderen Gesichtspunkten als alles, dem Sie bisher begegnet sind. Dies kann zu einem Gefühl der Freude und Erleichterung führen, weil Sie etwas gelesen haben, das zu Ihnen passt, was Sie suchten oder selbst schon so spürten. Doch es kann auch sein, dass Skepsis, Unverständnis, ja Widerstand überwiegen. Im letzteren Fall kommt es darauf an, dass Sie solche Erkenntnisse zumindest einmal zur Kenntnis genommen haben und dann hier oder dort am Leben prüfen können, ob die Erfahrungen, die Sie selbst oder andere gemacht haben, dadurch erklärbarer werden. Sollten Sie sich für tiefere Aspekte dieser Themen interessieren, empfehlen wir die Literaturliste am Ende dieses Buches.

Falls Gefühle des Bedauerns und der Schuld über Handlungen, die Sie bereits vollzogen haben, Ihr Leben maßgeblich bestimmen, kann es sein, dass dieses Buch das Umgekehrte bewirkt: einen freien offenen Blick, der dazu führt, die Fühler nicht nur nach dem ohnehin Sichtbaren, sondern auch nach dem Unsichtbaren auszustrecken. Nach Menschen in Ihrer Umgebung und nach den Ungeborenen, die zusammen mit den Verstorbenen unser Leben teilen. Wir brauchen uns nicht schuldig zu fühlen, denn wir sind in diesem Leben auf der Erde, um zu lernen und uns zu entwickeln. Dies beinhaltet, dass wir nicht perfekt sind – und es so schnell auch nicht werden. Was einmal geschehen ist, lässt sich niemals durch Schuldgefühle ändern; es wird sinnvoll, wenn Sie die Konsequenzen durchleben und ihre Einstellung zum Leben dadurch ändern. Dies erfordert nicht nur ein *open mind,* sondern auch ein offenes Herz!

Dann werden wir sensibel für das, was ein Kind sich von uns erhofft und was ein Kind will, denn *jedes Kind stellt uns eine Frage und bringt Fragezeichen mit sich.*

Literaturhinweise

Boogert, Arie, *Beim Sterben von Kindern*. Stuttgart ²1998.
Dietrich Bauer/Max Hoffmeister/Hartmut Görg, *Gespräche mit Ungeborenen. Kinder kündigen sich an*. Stuttgart ⁶2006.
Nicola Fels/Angelika Knabe/Bartholomeus Maris, *Ins Leben begleiten. Schwangerschaft und erste Lebensjahre*. Stuttgart 2003.
Wolfgang Goebel/Michaela Glöckler, *Kindersprechstunde*. Stuttgart ¹⁷2008.
Klink, Joanne, *Früher als ich groß war. Reinkarnationserfahrungen von Kindern*. München ⁶2004.
Maris, Bartholomeus, *In Liebe empfangen und dennoch gegangen*. Stuttgart 2007.
Meijs, Jeanne, *Problemkindern helfen durch Spielen, Malen und Erzählen*. Stuttgart 2009.
dieselbe, *Liebe und Sexualität im Kindes- und Jugendalter*. Stuttgart 2008.
dieselbe, *Der schmale Weg zu inneren Freiheit*. Stuttgart ⁴2008.

Die Autorin

Jeanne Meijs, geboren 1951 in Boxtel/Niederlande, arbeitet seit über 20 Jahren als Therapeutin in eigener Praxis mit Kindern, Jugendlichen und Eltern. Sie selbst hat drei Kinder und ein Enkelkind. Sie entwickelte die »aktive Bildtherapie«, die sie auch als Ausbilderin lehrt, ist Mitbegründerin der Berufsvereinigung »Sampo« und eine gefragte Vortragsrednerin. Sie ist Autorin mehrerer populärer Erziehungsratgeber, in welchen die Anwendung seelisch wirksamer Bilder eine besondere Rolle spielt.

Im Verlag Urachhaus sind von ihr erschienen: *Der schmale Weg zur inneren Freiheit. Ein Leitfaden durch die Zeit der Pubertät* (3. Auflage 2009), *Problemkindern helfen – durch Spielen, Malen und Erzählen* (Neuausgabe 2009) und *Liebe und Sexualität im Kindes- und Jugendalter. Das große Aufklärungsbuch* (2009).